Oskar Dierbach

Sozialtherapie mit Alzheimer-Kranken

Ein Handbuch für die Altenhilfe

Beltz Verlag · Weinheim und Basel

Über den Autor:

Oskar Dierbach, Jg. 1954, staatlich anerkannter Altenpfleger und Diplom-Sozialarbeiter, ist Pflegedienstleiter und Leiter des Sozialtherapeutischen Dienstes in einem Altenpflegeheim in Mülheim/Ruhr.

Die Deutsche Bibliothek – CIP-Einheitsaufnahme

Dierbach, Oskar:
Sozialtherapie mit Alzheimer-Kranken : ein Handbuch für die Altenhilfe / Oskar Dierbach. – Weinheim ; Basel : Beltz, 1993
  (Edition sozial)
  ISBN 3-407-55764-7

Alle Rechte, insbesondere das Recht der Vervielfältigung und Verbreitung sowie der Übersetzung, vorbehalten. Kein Teil des Werkes darf in irgendeiner Form (durch Photokopie, Mikrofilm oder ein anderes Verfahren) ohne schriftliche Genehmigung des Verlages reproduziert oder unter Verwendung elektronischer Systeme verarbeitet, vervielfältigt oder verbreitet werden.

Lektorat: Richard Grübling

© 1993 Beltz Verlag · Weinheim und Basel
Herstellung: Klaus Kaltenberg
Satz (DTP): Satz- und Reprotechnik GmbH, Hemsbach
Druck: Druckhaus Beltz, Hemsbach
Printed in Germany

ISBN 3-407-55764-7

Inhaltsverzeichnis

Vorwort 11

I   Einleitung: Die Alzheimer-Krankheit als zentrale medizinische, gesellschaftspolitische und ethische Herausforderung der Gegenwart 13

II   Medizinisch-wissenschaftliche Aspekte zur Alzheimer-Demenz 16

1.	Formen der Demenz	16
1.1	Was ist Demenz?	16
1.2	Reversible Demenzursachen	17
1.3	Irreversible Demenzen	17
1.4	Präsenile und senile Demenzen	17
1.5	Demographische Bedeutung der Alzheimer-Demenz	18
2.	Gehirnpathologische Veränderungen bei Morbus Alzheimer ...	19
2.1	Erste wissenschaftliche Beschreibung durch Alois Alzheimer ...	19
2.2	Histologische Veränderungen im Gehirn	19
2.2.1	Funktionale Bedeutung von Kortex und limbischem System ...	20
2.2.2	Neurofibrilläre Bündel	20
2.2.3	Senile oder neuritische Plaques	21
2.2.4	Granulovacuoläre Degeneration im Zytoplasma	21
2.2.5	Hirano-Körper	22
2.2.6	Kongophile Angiopathie	22
2.2.7	Zentrale Bedeutung des Amyloid	23
2.3	Biochemische Veränderungen im Gehirn	23

3.	Ursachenforschung zu Alzheimer-Demenz	24
3.1	Neurochemische Hypothese	25
3.2	Immunologische Hypothese	25
3.3	Virale Hypothese	25
3.4	Vaskuläre und metabolische Hypothese	26
3.5	Zur Bedeutung von Aluminium	27
3.6	Die Freie-Radikale-Theorie.	27
3.7	Ernährungsphysiologische Aspekte	27
3.8	Genetische Hypothese	28
3.9	Zusammenfassende Betrachtungen	29
4.	Diagnostische Kriterien der Alzheimer-Demenz	30
4.1	Diagnose in »Alzheimer-Demenz« durch diagnostischen Ausschluß anderer, insbesondere reversibler Demenzursachen	30
4.2	Möglichkeiten der Differentialdiagnose durch den Zeitverlauf der Entwicklung pathologischer Störungen	31
4.3	Meßverfahren zur Bestimmung des intellektuellen Leistungsabbaus	31
5.	Medikamentöse Therapiemöglichkeiten bei Morbus Alzheimer	31
5.1	Therapie der Sekundärerkrankungen	32
5.2	Cholinerge Substanzen, Physostigmin und THA	32
5.3	Vasodilatatoren und Nootropika	33
5.4	Psychopharmaka	33
5.5	Weitere Ansätze	34
6.	Zusammenfassende Betrachtung und Schlußfolgerungen	34
III	**Symptomatik und Verlauf einer Demenz vom Alzheimer-Typ**	36
1.	Symptomatik	36
1.1	Alzheimer-Demenz als schwerwiegender Verlust intellektueller Fähigkeiten	36
1.2	Abgrenzung normalen psychischen und physischen Alterns von der Alzheimer-Krankheit	38
1.3	Alzheimer-Demenz und Depression	39
1.4	Alzheimer-Demenz und Delir	40

2.	Verlaufsbeobachtungen zur Alzheimer-Demenz.	40
2.1	Die »Stadien-Lehre« nach Dr. Barry Reisberg	41
2.2	Eigene Beobachtungen und Dokumentationen des Verfassers im Bereich stationärer Altenpflege	42
2.3	Vergleichende Darstellung eigener Beobachtungen mit den sieben Stadien des Erkrankungsverlaufs nach Reisberg.	42
2.3.1	Kein kognitives Defizit	42
2.3.2	Sehr leichtes kognitives Defizit	42
2.3.3	Leichter kognitiver Ausfall	43
2.3.4	Mäßiges kognitives Defizit	43
2.3.5	Mittelschweres kognitives Defizit.	44
2.3.6	Schweres kognitives Defizit	45
2.3.7	Sehr schweres kognitives Defizit	46

IV	**Vier unmittelbar betroffene Zielgruppen sozialtherapeutischer Arbeit mit an Morbus Alzheimer Erkrankten in der stationären Altenpflege.**	**49**
1.	Die dementiell Erkrankten	50
1.1	Hierarchie der individuellen Bedürfnisse als Basis therapeutischer Arbeit	50
1.2	Hierarchie der Bedürfnisse nach Abraham Maslow	51
1.3	Sozialanamnese als Schlüssel zur individuellen Betreuung	53
1.4	Die internistische Diagnose.	54
1.5	Neuropsychologische Tests und psychiatrische Untersuchungen	56
1.6	Einschätzung der vorhandenen Kompetenzen	56
2.	Die Angehörigen der Erkrankten	58
2.1	Rollenidentität und Rollentausch	58
2.2	Die Schuldfrage	59
2.3	Zwischen Erwartung und Ohnmacht.	60
3.	Die Mitarbeiter	61
3.1	Die hilflosen Helfer	61
3.2	Persönliche Voraussetzungen und Arbeitsmotivation	63
4.	Die nicht dementiell erkrankten Mitbewohner	64
4.1	Die sich ändernde Klientel	65
4.2	Das fremde Leid und die eigenen Begrenzungen	66

5.	Chancen und Grenzen für sozialtherapeutische Arbeit in stationärer Altenpflege	67
6.	Versuch einer zusammenfassenden Beschreibung von Zielen und Inhalten einer sozialen und therapeutischen Arbeit an dementiell Erkrankten und deren Umfeld.................	68

V	**Drei klassische Handlungsebenen sozialer Arbeit als Struktur für sozialtherapeutisches Handeln an den vier unmittelbar betroffenen Zielgruppen von Alzheimer-Kranken im Heim**	**69**

1.	Sozialtherapeutische Einzelbetreuung	69
1.1	Die dementiell Erkrankten	70
1.1.1	Richtiges Einsetzen noch verbliebener Kräfte	70
1.1.2	Grundpflege und Inkontinenz..........................	71
1.1.3	Orientierungs- und Realitätstraining.....................	74
1.1.4	Gefühle	74
1.1.5	Konstante Bezugspersonen............................	75
1.1.6	Nonverbale Kommunikation...........................	77
1.1.7	Sterbebegleitung	79
1.1.8	Seelsorge	80
1.1.9	Mobilitätstraining	82
1.1.10	Weitere Therapieformen der Einzelbetreuung	83
1.1.11	Planung und Dokumentation...........................	83
1.2	Die Angehörigen	85
1.2.1	Information über das Krankheitsbild	85
1.2.2	Fachberatung in rechtlichen und finanziellen Fragen..........	85
1.2.3	Seelsorge	86
1.3	Die Mitarbeiter	86
1.3.1	Bewußtmachung individueller Streßursachen	87
1.3.2	Mitarbeiter- /Bewohner-Verhaltensprofil	87
1.4	Nicht demente Mitbewohner...........................	89
1.4.1	Demenz als Krankheit verstehen........................	89
1.4.2	Die Angst vor der eigenen Demenz	89
2.	Sozialtherapeutische Gruppenarbeit	90
2.1	Entwurf eines Beschäftigungsprogramms zur Strukturierung eines Tagesablaufs für eine Gruppe dementiell Erkrankter	90

2.1.1	Die herausragende therapeutische Bedeutung eines strukturierten Tagesablaufs	91
2.1.2	Personal	91
2.1.3	Räumlichkeiten	92
2.1.4	Auswahl alltäglicher Aktivitäten	93
2.1.5	Überlegungen zur Tätigkeitsabstufung und Analyse	94
2.1.6	Beispiel eines strukturierten Tagesablaufs im Überblick:	95
2.1.7	Umgang mit Mißerfolgen in der Gruppenarbeit	96
2.1.8	Reaktionen der Erkrankten auf strukturierte Tagesprogramme	96
2.2	Gruppenarbeit mit Angehörigen	97
2.2.1	Einbeziehen der Angehörigen in Tagesprogramme der Dementen	97
2.2.2	Angehörigen-Selbsthilfegruppen	98
2.3	Gruppenarbeit mit Mitarbeitern	98
2.3.1	Supervision und Fortbildung	99
2.3.2	Berufliche Sozialisation als pädagogische Aufgabe	100
2.4	Gemeinsame Gruppenarbeit mit den dementiell nicht erkrankten Mitbewohnern	100
2.4.1	Feste	100
2.4.2	Ausflüge	101
2.4.3	Gottesdienste	101
3.	Sozialtherapeutische Gemeinwesenarbeit	102
3.1	Dementiell Erkrankte	103
3.1.1	Stadtteilbezogene Aktivitätszentren statt geschlossener Verwahranstalten	103
3.1.2	Pflegeversicherung statt Sozialhilfe	105
3.2	Gemeinwesenarbeit mit Angehörigen	106
3.3	Die Mitarbeiter	107
3.3.1	Verbesserung des Berufsbildes Pflegender in der Öffentlichkeit	107
3.3.2	Versachlichung der tatsächlichen Probleme um den Notstand in Altenpflegeeinrichtungen	108
3.3.3	Tarifrechtliche Konsequenzen	108
3.4	Nicht demente Mitbewohner	109
3.4.1	Städte- und Stadtteilplanung als Förderung des Zusammenlebens der Generationen	109
3.4.2	Architektonische Voraussetzungen für Kommunikation und Rückzug	109

| VI | **Zusammenfassende Schlußbetrachtungen und Ausblick auf ungelöste Problemstellungen** .... | 111 |

Anhang A
Auszug aus einem Beurteilungsprotokoll für Alzheimer-Demente 114

Anhang B
Verhaltensprofil für Alzheimer-Demente und ihre Betreuer
im Vergleich 117

Glossar medizinischer Fachausdrücke 121

Literaturverzeichnis 123

Vorwort

»Was ist der Mensch?«
Psalm 8, Vers 5

Dieses Handbuch »fußt« auf meiner langjährigen beruflichen Tätigkeit als staatlich anerkannter Altenpfleger, während der ich in der Pflege, Betreuung und Begleitung von dement gewordenen alten Menschen aktiv bin.

So ist dieses Handbuch auch eine sozialwissenschaftliche Reflexion vieler im Berufsalltag der stationären Altenhilfe erlebter Situationen. Mein Dank gilt insbesondere jenen Menschen im Altenpflegeheim »Ruhrgarten« in Mülheim an der Ruhr, die als Hilfsbedürftige zu Lehrenden wurden und das Bild vom Wert des Menschen in meinen Augen wesentlich mitgeprägt haben, sowie meinen Kolleginnen und Kollegen in der Altenpflege für alle Dienst- und Verantwortungsgemeinschaft.

Danken möchte ich auch Herrn Dr. Nehen, Chefarzt für Geriatrie in Essen, für reichlich erfahrene kompetente Studienbegleitung.

Mülheim an der Ruhr, im Februar 1993   Oskar Dierbach

I Einleitung: Die Alzheimer-Krankheit als zentrale medizinische, gesellschaftspolitische und ethische Herausforderung der Gegenwart

»Kabelbrand im Gehirn – 800.000 Deutsche leiden unter Alzheimer-Krankheit«, so überschreiben die VDI-Nachrichten in ihrer Ausgabe Nr. 13 vom 27. März 1992 ihren Leitartikel in der Rubrik »Forschung« und greifen damit ein medizinisches, gesellschaftspolitisches und ethisches Problem auf, das auch nach Auffassung der Weltgesundheitsorganisation zu den »größten medizinischen Problemen in der heutigen Welt« (Allard u.a.,1988, S. 2) gehört.

Einzelschicksale herausragender Persönlichkeiten wie das der amerikanischen Filmdiva Rita Hayworth oder des deutschen Spitzenpolitikers Herbert Wehner haben wesentlich dazu beigetragen, die Weltöffentlichkeit auf jene Krankheit aufmerksam zu machen, die nach Ausbruch in grausamer Weise über viele Jahre zum Verlust des Denk- und Orientierungsvermögens sowie der Sprach- und Erinnerungsfähigkeit führt. An dieser Krankheit, die mit massiver Zerstörung von Nervenzellen im Gehirn einhergeht, leiden nach übereinstimmenden Schätzungen 5% der über 65jährigen und 20% der über 80jährigen; das sind ca. 6 Millionen Menschen in Europa.

Weltweit steigt in allen Kulturen der Anteil der über 60jährigen – der besonders Alzheimer-Gefährdeten – deutlich an, wobei nach einer Prognose der WHO Europa im Jahre 2020 mit 25% Spitzenreiter sein wird, wie die Graphik auf der nachfolgenden Seite veranschaulicht.

Was wissen wir über die Ursachen von Morbus Alzheimer, und welche medizinische Hilfe kann den Erkrankten zuteil werden? Welche Auswirkungen hat die Krankheit auf Familie und Gesellschaft?

Viele der Erkrankten leben in Alten- und Pflegeheimen. Welche institutionelle Struktur, welche personellen, baulichen und arbeitsorganisatorischen Voraussetzungen sind in Heimen nötig, damit Alzheimer-Demente menschenwürdig leben können? Welche Öffentlichkeitsarbeit, Angehörigenbetreuung, Mitarbeiterpflege, Gruppen- und Einzeltherapien mit den Kranken sind notwendig? Diese und weitere Fragen nach sozialer und therapeutischer Arbeit an Alzheimer-Kranken in ihrem Umfeld Heim – die Notwendigkeit, Be-

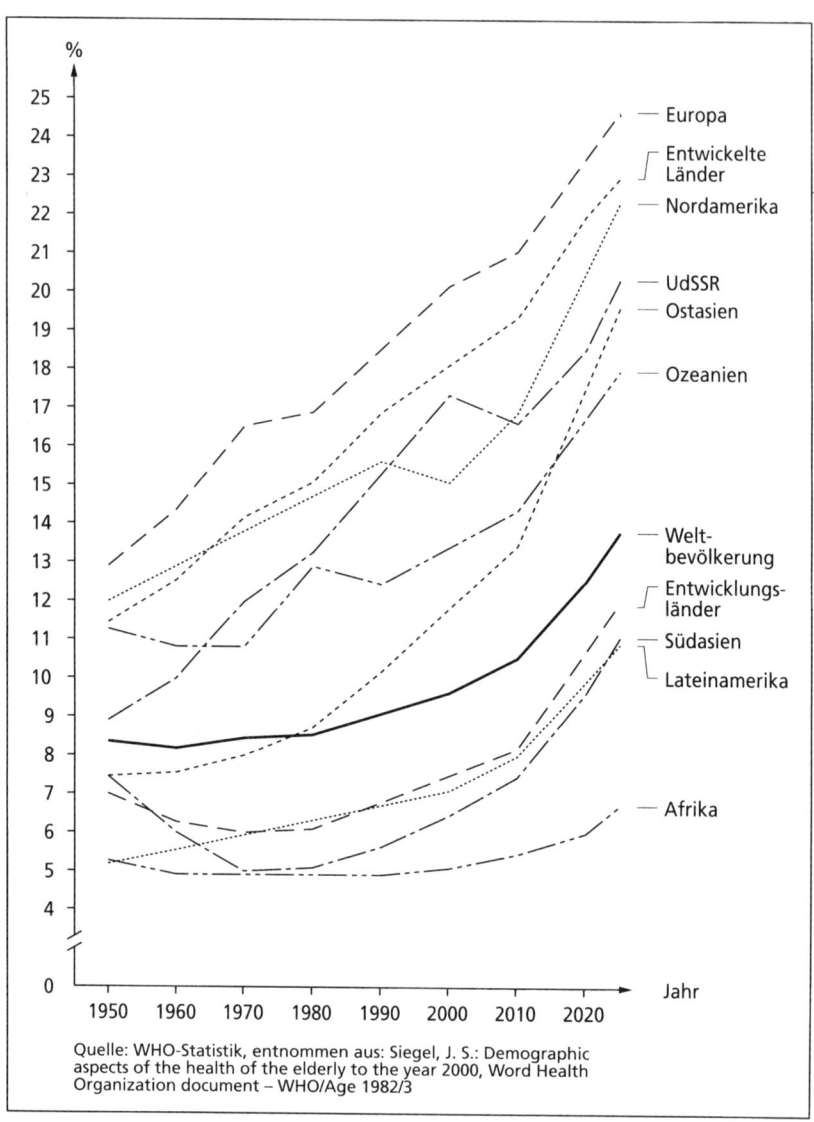

Anteil von 60jährigen und älteren Menschen an der Gesamtbevölkerung im internationalen Vergleich von 1950 bis 2025

deutung und Möglichkeiten dieser Arbeit – sollen im folgenden diskutiert werden.

Dabei geht es zunächst um medizinisch-wissenschaftliche Aspekte, Symptomatik und Verlaufsgeschichte der Krankheit. Hierbei wird die Bedeutung sozialtherapeutischer Arbeit mit Alzheimer-Kranken deutlich: Da die Möglichkeiten medizinisch-medikamentöser Therapie sehr begrenzt sind, ist die Sozialtherapie derzeit die wichtigste Hilfsmöglichkeit für an Alzheimer-Demenz Erkrankte. In einem weiteren Schritt sollen die Menschen näher ins Blickfeld kommen, die im Zusammenhang mit Morbus Alzheimer in einem Pflegeheim unmittelbar betroffen sind: Erkrankte, Angehörige, Mitbewohner und Mitarbeiter. Schließlich geht es um konkrete sozialtherapeutische Ansätze auf den drei klassischen Handlungsebenen sozialer Arbeit: Einzel-, Gruppen- und Gemeinwesenarbeit mit den unmittelbar Betroffenen. Milieutherapie nennt man solche sozialtherapeutische Arbeit mit Dementen, deren wichtigste Komponenten konstante Beziehungspersonen, strukturierter Tagesablauf in überschaubarer Umgebung und Kenntnis der Patientenbiographie sind (Wächtler, 1990, S. 81).

Über allen Überlegungen soll die ethische Frage von Psalm 8, Vers 5 stehen: »Was ist der Mensch?«

Ist der Mensch noch Mensch, wenn er die Fähigkeit zu denken, sich zu orientieren und zu erinnern, die Entscheidungsfähigkeit für seine eigene Lebensbewältigung verloren hat? Haben wir als Kinder und Kindeskinder der Aufklärung nicht gelernt, daß es die Vernunft sei, die den Menschen zum Menschen mache?

II Medizinisch-wissenschaftliche Aspekte zur Alzheimer-Demenz

In den folgenden Kapiteln sollen Ursachen und Pathologie von Morbus Alzheimer als irreversibler Demenz diskutiert werden. Ferner wird zu untersuchen sein, welche diagnostischen Möglichkeiten und medikamentösen Therapieformen nach gegenwärtigem Wissensstand der Forschung angewandt werden können und wie effizient diese sind, um am Ende dieser Überlegungen eine Aussage über die herausragende Bedeutung sozialtherapeutischer Arbeit mit Alzheimer-Kranken machen zu können.

1. Formen der Demenz

»Bei etwa 10–20% der dementiellen Erkrankungen finden sich sekundäre Demenzen.« (Denzler u.a., 1989, S. 20) Es handelt sich also um behandelbare Krankheiten mit reversiblen Ursachen.

1.1 Was ist Demenz?

Das Wort Demenz kommt aus dem Lateinischen und bedeutet übersetzt: »weg - Geist« und »beschreibt eine Einengung und Veränderung des Spektrums kognitiver, intellektueller und emotionaler Fähigkeiten« (Deutscher Verein, 1986, S. 184). Diese Einengung endet bei primären Demenzen größtenteils im völligen Verlust der genannten Fähigkeiten, bevor der Tod eintritt.

»Ein Demenzkranker ist ein reicher Mensch, der arm geworden ist, während ein Verrückter immer arm war«, so der Arzt Jean-Pierre Esquirol (Allard u.a., 1988, S. 11).

Demenz ist also als organisches Psychosyndrom ein erworbenes Krankheitsbild. Die massiv auftretenden Hirnleistungsstörungen können unterschiedliche Ursachen haben.

1.2 Reversible Demenzursachen

Mit 10–20% machen die reversiblen Demenzursachen den geringeren Anteil unter den bekannten Demenzkranken aus.

Reversible Ursachen können sein: Arzneimittelintoxikationen, Vitaminmangel (B1, B12), Elektrolytveränderungen, Anämie, Sauerstoffmangel, Beeinträchtigung der Wahrnehmung, Schilddrüsenunterfunktion, Nierenstörungen, Herzfehler und schwere Formen der Depression.

Bei diesen genannten Erkrankungen sind Denk- und Gedächtnisstörungen, Empfindungs- und Orientierungsstörungen als Symptome dementieller Erkrankung sichtbare Begleiterscheinungen (sekundäre Demenz). Wird die Grundkrankheit geheilt, verschwinden auch die dementiellen Symptome.

1.3 Irreversible Demenzen

Die irreversiblen oder primären Demenzen sind nicht nur deshalb das größere Problem gegenüber den sekundären, weil sie mit 80 – 90% der Demenzkranken den überragenden Anteil darstellen, sondern auch weil primäre Demenzformen nicht heilbar und oft nur schwer therapierbar sind.

In dieser Gruppe der primär degenerativen Demenzen bildet die Demenz vom Alzheimer-Typ die größte Untergruppe. Die Prozentzahlen der einzelnen Teilgruppen differieren etwas in der Fachliteratur. Wir orientieren uns an den Angaben von Denzler u.a. aus dem Jahre 1989. Danach sind 60–70% der irreversiblen Demenzen Alzheimer-Demenzen (DAT), 20–30% Demenzen vom vaskulären Typ (DVT), auch Multi-Infarkt-Demenzen (MID) genannt, weitere 15–20% bezeichnet Denzler als Mischformen aus DAT und DVT/MID (Denzler u.a., 1989, S. 20ff.). Die noch verbleibende kleine Gruppe irreversibler Demenzen betrifft Erkrankungen wie Picksche Krankheit, Crentzfeld-Jakobsche Krankheit, Kuru, Parkinsonsche Krankheit, Huntingtonsche Krankheit, Tumore, Down-Syndrom (Denzler u.a., 1989, S. 24ff.).

1.4 Präsenile und senile Demenzen

Man kann die Gruppe dementieller Erkrankungen nicht nur nach den Kriterien ihrer Ursachen und Heilbarkeitschancen einteilen, sondern auch nach dem Zeitpunkt ihres Auftretens.

Mit präsenilen Demenzen bezeichnet die Fachliteratur solche Demenzformen, die vor Erreichen des 65. Lebensjahres auftreten. Dies ist in der Regel beim Down-Syndrom und selten bei der Alzheimer-Krankheit der Fall. Als »senil« werden demnach Formen der Demenz bezeichnet, die nach dem 65. Lebensjahr zum Ausbruch kommen.

1.5 Demographische Bedeutung der Alzheimer-Demenz

Bereits 1981 formuliert die Weltgesundheitsorganisation:

»Die Alzheimer-Demenz ist eines der größten medizinischen Probleme in der heutigen Welt [...]. In einigen Regionen der Welt haben 15–23% der Bevölkerung dieses Alter [65 Jahre] überschritten. In dieser Gruppe weisen 11–15% der Menschen eine mehr oder weniger ausgeprägte Abnahme der intellektuellen Leistungsfähigkeit auf, wobei die Alzheimer-Krankheit in 60–70% dieser Fälle eine Rolle spielt.« (WHO, 1981, zitiert nach Allard u a., 1989, S. 2)

In den westlichen Industrieländern sind rund 3% der 65jährigen und Älteren betroffen; in den Altländern der Bundesrepublik sind das rund 500.000 Personen (Kurz u. a., 1991, S. 6).

Einigkeit herrscht allgemein in der Fachliteratur darüber, daß der Prozentsatz der dementiell Erkrankten in der Bundesrepublik bei den über 85jährigen sprunghaft auf 15–20% ansteigt.

Die »Deutsche Lebenskurve«, am 25. Mai 1992 von der Bundesregierung veröffentlicht, weist unter Einbeziehung der neuen Bundesländer eine rückläufige Entwicklung der Gesamtbevölkerung bei erheblicher Steigerung der Altersgruppe der über 60jährigen aus (Presse- und Informationsamt, 1992):

Sieht man die demographischen Prognosen der Bundesregierung zusammen mit den Prozentzahlen dementiell Erkrankter über 65 Jahre, wie sie die WHO ausweist, so ist die Dimension der künftigen Versorgung von Alzheimer-Dementen skizziert.

2. Gehirnpathologische Veränderungen bei Morbus Alzheimer

Unstrittig ist, daß mit den dementiellen Symptomatiken der Denk- und Gedächtnisstörungen bei Alzheimer-Kranken gravierende histologische und biochemische hirnorganische Veränderungen einhergehen.

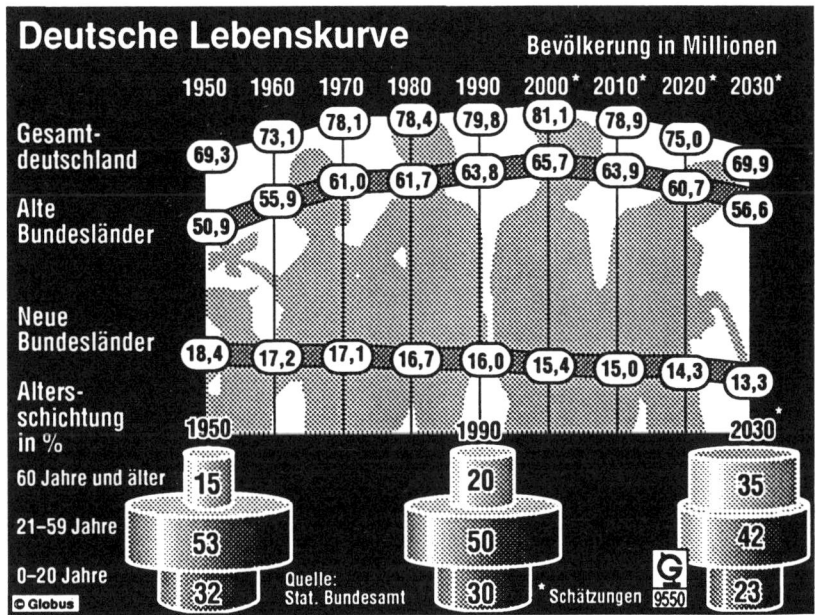

2.1 Erste wissenschaftliche Beschreibung durch Alois Alzheimer

Im November 1906 beschrieb der bayrische Neurologe Alois Alzheimer auf der 37. Versammlung südwestdeutscher Irrenärzte erstmals das Krankheitsbild einer damals 51jährigen Frau mit schweren Gedächtnis- und Orientierungsproblemen. Der Zustand der Frau verschlechterte sich hin zu einer schweren Demenz, die schließlich mit dem Tod endete. Die Obduktion zeigte eine erhebliche Hirnatrophie mit Verlust von Hirngewebe und Veränderungen im Großhirn-Kortex (Furtmayr-Schuh, 1991, S. 31ff.). Nach ihrem Entdecker wird die Alzheimer-Demenz seither benannt.

2.2 Histologische Veränderungen im Gehirn

Aufbauend auf den ersten Untersuchungen von Alois Alzheimer, konnten inzwischen verschiedene histologische Veränderungen vor allem im Kortex und limbischen System bei Alzheimer-Kranken genau beschrieben werden.

2.2.1 Funktionale Bedeutung von Kortex und limbischem System

Die äußere Hirnrinde (Kortex) enthält 80% der gesamten Hirnmasse und ist in vier Areale aufgeteilt, die man »Lappen« nennt: Frontallappen, Occipitallappen, Parietallappen und Temporallappen. Jeder dieser Großhirnabschnitte ist in zwei Teile (Lappen) der rechten und linken Hirnhälfte geteilt und für bestimmte Steuerungsmechanismen im menschlichen Körper verantwortlich:

a) Die *Temporallappen* steuern Sprachverständnis, Gehen, Gedächtnis, Hören, Zeitgefühl und Aufmerksamkeit. Zusammen mit dem limbischen System steuert der Temporallappen auch Emotionen.

b) Die *Occipitallappen* steuern Wahrnehmung und Sehen, sie komponieren aus einzelnen Informationen ein dreidimensionales Bild.

c) Die *Frontallappen* sind für die Koordination der Körperbewegungen und motorisches Verhalten verantwortlich. Sie wirken auch mit bei der Gestaltung von Sprache und sozialem Verhalten.

d) Die *Parietallappen* ermöglichen das Rechnen und die räumliche Orientierung. Sie steuern Körpergefühl und das Wiedererkennen vertrauter Bilder.

Das *limbische System* ist ebenfalls ein Areal im Kortex, das für bestimmte Lebensfunktionen verantwortlich ist. Zum limbischen System gehört z.B. der Hippocampus, in dem Kurzzeit- und Langzeitgedächtnis gesteuert werden. Auch die *Mandelkerne (Amygdala)* mit ihrer Zuständigkeit für Erleben und Steuerung von Gefühlen gehören zum limbischen System.

Wird nun eines dieser empfindlichen Areale gestört oder beschädigt, so werden gleichzeitig die Funktionen, für die dieses Hirnareal zuständig ist, gestört, verändert oder gelöscht.

2.2.2 Neurofibrilläre Bündel

Eine solche schädigende Störung stellen neurofibrilläre Bündel dar. Diese Bündel bestehen aus im Gehirn vorkommenden Eiweißstäbchen (Filamente), die jedoch abnormal gepaart und helixartig verdrillt sind und sich zu Bündeln formiert haben.

In menschlichen Gehirnen mittleren und hohen Lebensalters sind neurofibrilläre Bündel zu finden, ohne daß man von Erkrankung sprechen müßte. Mikroskopische Untersuchungen haben ergeben, daß die Bündel sich im Hippocampus und der Amygdala konzentrieren. Vielleicht gibt es hier einen Zusammenhang mit der Beobachtung, daß Kurzzeitgedächtnis und manchmal auch das Langzeitgedächtnis im hohen Alter eingeschränkt sind.

Das Gehirn von Alzheimer-Kranken unterscheidet sich von den normalen Altershirnen dadurch, daß neurofibrilläre Bündel in viel größerer Anzahl und an weiteren Orten des Kortex zu finden sind. So sind neben dem Hippocampus die Temporal- und die Parietallappen befallen, Orte also, die für Gedächtnis, Rechnen, Körpergefühl, Erkennen, Emotionen, Sprach- und Zeitverständnis, Gehen und Hören verantwortlich sind. Auch der »Nucleus-basalis-Meynert«, ein Hirnareal, in dem die Ausschüttung des Neurotransmitters Acetylcholin (Kapitel II.2.3) gesteuert wird, ist massiv betroffen. Acetylcholin ist als Überträgerstoff verantwortlich für das Funktionieren der Nervenzellen im Gehirn.

Zusammenfassend läßt sich mit Gruetzner sagen: »Die Forschung hat gezeigt, daß mit der Anzahl der neurofibrillären Bündel im Gehirn von Alzheimer-Patienten der Grad der Demenz wächst.« (Gruetzner, 1992, S. 219)

2.2.3 Senile oder neuritische Plaques

Im Zusammenhang mit histologischen Befunden sind weiterhin sogenannte senile oder neuritische Plaques von Bedeutung. Wie die neurofibrillären Bündel, so findet man diese Plaques auch in gesunden alten Gehirnen. Aber auch hier ist die Konzentration in Gehirnen von alzheimererkrankten Gehirnen wesentlich höher. Die Plaques bestehen aus dem abnormen Protein Amyloid und Resten zerstörter Neuronen. Während neurofibrilläre Bündel sich innerhalb der Nervenzellen befinden, lagern senile Plaques außerhalb. Ihre Anzahl verhält sich proportional zum Schweregrad der Erkrankung. Auch die senilen Plaques lagern sich bevorzugt in den Regionen des Kortex ab. Der Grad der Zerstörung von Nervenzellen im Gehirn entspricht der Menge von neuritischen Plaques und neurofibrillären Bündeln.

2.2.4 Granulovacuoläre Degeneration im Zytoplasma

Im Zytoplasma der Hippocampus-Neuronen bilden sich Vakuolen (Hohlräume), die wiederum mit Flüssigkeit gefüllt sind und einen Kern von dichtem körnigen Material haben. Solche Vakuolen lassen das Zytoplasma anschwellen und zerstören auf diese Weise die ganzen Nervenzellen; zumindest funktionieren sie nicht mehr korrekt. Weshalb die Vakuolen entstehen, ist noch nicht geklärt. Gesichert ist nur, daß auch diese Degeneration zur Behinderung oder gar Verhinderung der Funktionen des Hippocampus beiträgt.

Die folgende Graphik stellt eine Nervenzelle dar, die bereits zahlreiche Vakuolen enthält:

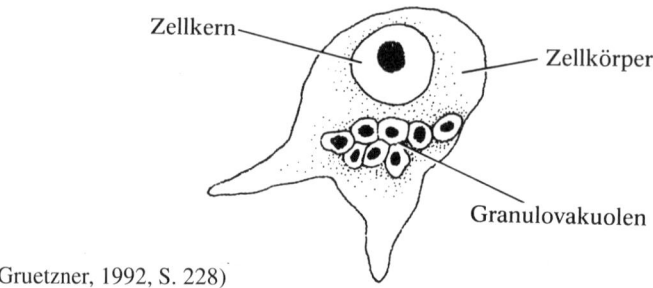

(Gruetzner, 1992, S. 228)

2.2.5 Hirano-Körper

Die Hirano-Körper wurden von ihrem Namensgeber Hirano 1965 erstmals beschrieben als Veränderung der Feinstruktur im Hippocampus. Sie durchdringen spindelartig die Zellkörper der Nervenzellen. »Weder die Herkunft noch die Bedeutung der Hirano-Körperchen ist vollständig bekannt. Sie scheinen in einer Beziehung zum Aktin zu stehen [...], einem wichtigen Eiweißbaustoff der Muskelfaser.« (Gruetzner, 1992, S. 229)

2.2.6 Kongophile Angiopathie

Das krankhafte Protein Amyloid lagert sich auch in kleinen Hirnaterien, Kapillaren und kleinen Venen ab. Da sich das Amyloid mit Kongorot anfärben läßt, spricht man von einer kongophilen Angiopathie. Bei einer hohen Prozentzahl von Alzheimer-Kranken konnten solche Amyloid-Ablagerungen in den kleinen Hirn-Blutgefäßen in größerem Umfang festgestellt werden (Gruetzner, 1992, S. 230ff.).

Gefäßablagerungen im Gehirn können mittelbar zu Schlaganfällen – Multi-Infarkten – führen. In Kapitel II.1.3 wird zitiert, daß ca. 15–20% aller irreversiblen Demenzerkrankungen Mischformen von Alzheimer-Demenz und Multi-Infarkt-Demenz sind. Es ist zu vermuten, daß die kongophile Angiopathie solche Multi-Infarkte und die daraus resultierende Demenz begünstigt oder gar hervorruft.

2.2.7 Zentrale Bedeutung des Amyloid

Das Amyloid ist die Substanz, aus der die neurofibrillären Bündel in den Zellen, die neuritischen Plaques außerhalb der Zellen und die kongophilen Ablagerungen in den Blutgefäßen des Gehirns bestehen, deren Häufigkeit in einem direkten Zusammenhang mit der Schwere der Alzheimer-Demenz zu sehen ist. Ließen sich Grund und Weg für die Herstellung von Amyloid im Körper lückenlos und widerspruchsfrei klären, wäre man in der Ursachenforschung bei Morbus Alzheimer sicherlich an einem wesentlichen Punkt.

Man vermutet, daß Amyloid – ein Protein, das der Stärke ähnlich ist – durch Informationen des Chromosom 21 entsteht. Alle am Down-Syndrom Erkrankten weisen nämlich eine außergewöhnlich hohe Konzentration von Amyloid in ihren Gehirnen auf, und Mongoloide besitzen ja bekanntlich ein zusätzliches Chromosom 21-Trisomie 21 (Gruetzner, 1992, S. 223ff.).

2.3 Biochemische Veränderungen im Gehirn

Neben den angesprochenen histologischen Veränderungen im Gehirn von Alzheimer-Kranken werden sehr intensive Untersuchungen auch zu den biochemischen Veränderungen angestrengt. Im wesentlichen geht es um verminderte Konzentrationen der Neurotransmitter, jener Botenstoffe, die für die Übermittlung und Verarbeitung der Informationen verantwortlich sind. Die Nervenzellen übertragen Botschaften zwischen den verschiedenen Hirnarealen über ihre Endungen, die Synapsen und Dendriten. Zwischen diesen beiden, im synaptischen Spalt, wirken Neurotransmitter. Solche dringend benötigten Neurotransmitter sind z.B.: Acetylcholin, Serotonin, Noradrenalin. Sind diese Botenstoffe nicht voll funktionsfähig, kann das zu einer nachhaltigen Störung der Nervenzellen führen. Das Kommunikationssystem zwischen den Hirnarealen wäre gestört, Funktionsausfälle der Hirnleistung die Folge.

Jeder Neurotransmitter ist für bestimmte Hirnareale zuständig und hat in ihnen seine größte Konzentration. Das Acetylcholin hat sein Zentrum im Nucleus-basalis-Meynert und ist von dort aus im gesamten Kortex aktiv. Dieses cholinerge System spielt eine wichtige Rolle für die Funktionstüchtigkeit des menschlichen Gedächtnisses. Für seine Aktivität braucht das Acetylcholin (ACh) noch zwei Enzyme: Cholinacetyltransferase (CAT) zum Aufbau und Acetylcholinestrase (AChE) zur Spaltung. Die Funktion des Neurotransmitters ACh läßt sich schematisch so darstellen:

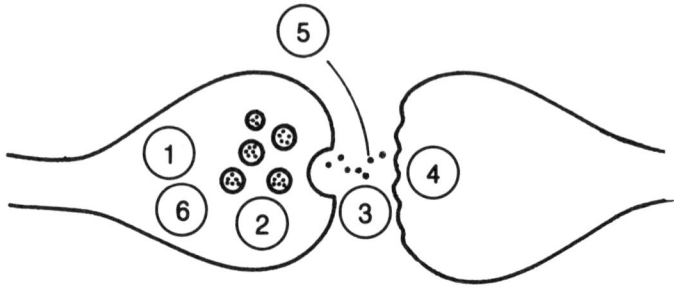

1 das Enzym CAT verbindet Acetyl mit Cholin
2 es entsteht ACh
3 der Neurotransmitter wird in den synaptischen Spalt abgegeben
4 die Rezeptoren des Empfängerneurons nehmen das ACh auf
5 das Enzym AChE trennt Acetyl von Cholin
6 der Prozeß beginnt von neuem (Gruetzner, 1992, S. 233)

»Man weiß, daß das Kerngebiet dieses Systems, der Nucleus-basalis-Meynert, etwa 44–75% seiner Nervenzellen verliert.« (Ebd., S. 239)

Sowohl der Verlust des Neurotransmitters selber als auch das Fehlen der ihn auf- und abbauenden Enzyme ist von entscheidender Bedeutung. Wobei die Frage, ob zuerst die Neuronen untergehen und deshalb die biochemischen Stoffe sich reduzieren oder umgekehrt der Zelluntergang eine Folge der Verringerung der Neurotransmitterstoffe und/oder ihrer Enzyme darstellt, ist in der Wissenschaft noch umstritten.

Was hier exemplarisch für das Acetylcholin gezeigt wurde, gilt in gleicher Weise für alle Neurotransmitter und die sie tragenden Neuronenareale.

3. Ursachenforschung zu Alzheimer-Demenz

Fazit: Es konnte gezeigt werden, daß biochemische Veränderungen in den Gehirnen von Alzheimer-Kranken neben den histopathologischen Merkmalen offensichtlich im engen Zusammenhang mit der Symptomatik der Denk- und Funktionsstörungen stehen. Aufgabe der Ursachenforschung ist es, die Gründe solcher Veränderungen aufzuhellen.

Nicht nur bei den biochemischen Veränderungen, sondern auch für die histologischen Varianten gibt es unterschiedliche Hypothesen.

3.1 Neurochemische Hypothese

Die Neurochemische Hypothese setzt beim Neurotransmittermangel an und sieht diesen als auslösend für weitere histopathologische Veränderungen und Hirnfunktionsstörungen. Sie stützt sich dabei auf die inzwischen gesicherte Beobachtung, daß Neurotransmittermangel und Schwere der Krankheit miteinander korrelieren. Außerdem ist am Beispiel des Acetylcholin zu zeigen, daß die Neuronen des Meynert-Kerns viel stärker betroffen sind als die übrigen Nervenzellen im Kortex, was möglicherweise auf eine besondere Empfindlichkeit dieser Region gegenüber Viren oder Giften hinweist. Das so läsierte Neuronenareal verringert die Menge an Neurotransmitterstoffen. Diese Hypothese kann letzlich aber auch nicht die gravierenden histologischen Veränderungen erklären (Allard u.a., 1988, S. 27 f.).

3.2 Immunologische Hypothese

Bei Erkrankung des Immunsystems können bestimmte Antikörper statt in der Abwehr körperfeindlicher Bakterien und Viren gegen körpereigene Zellen tätig werden. Solche Autoimmunantikörper – so argumentiert die Immunologische Hypothese – könnten die Ursache für die Alzheimer-Krankheit sein. Bei anderen neurologischen Erkrankungen (Multiple Sklerose und Chorea Huntington) spielen Störungen im Immunsystem eine Rolle. Außerdem sprächen für immunologische Aspekte:

a) Erhöhtes Vorkommen von Autoimmunantikörpern und
b) globaler Lymphozytenrückgang

bei Alzheimer-Patienten (Allard u.a., 1988, S. 30). Auch der Amyloidnachweis in altersbedingten Plaques könnte für eine Immunologische Hypothese sprechen. Jedoch fehlen auch hier noch schlüssige Beweise.

3.3 Virale Hypothese

Es gibt neurologische Erkrankungen, die durch sehr langsam wirkende Viren (Slow-Viren) verursacht werden: z.B. Creutzfeld-Jakobsche Krankheit und Kuru. Würde Morbus Alzheimer durch Viren ausgelöst, müßte ein solches Virus eine sehr lange Inkubationszeit haben, denn eine ausschließliche Infektion im hohen Lebensalter ist nicht begründbar. Es sei denn, es gäbe eine Kombination aus genetischer, viraler und immunologischer Hypothese.

Jedoch gibt es in der Literatur keinen »Erfolgsbericht«, der die Übertragbarkeit der Alzheimer-Krankheit nachweist. Möglicherweise hat ein solches Virus eine so lange Inkubationszeit, daß alle bisherigen Versuchsanordnungen scheitern mußten. Über Tierversuche weiß Allard zu berichten: »Bei der familiären Form [der Krankheit] waren einige Fälle der Übertragung auf Tiere festzustellen. Die Zahl der Fälle war jedoch zu gering, um daraus irgendwelche sicheren Schlüsse zu ziehen.« (Allard u.a., 1988, S. 30)

3.4 Vaskuläre und metabolische Hypothese

Es wird ernsthaft diskutiert, daß Durchblutungs- und Stoffwechselstörungen eine Rolle bei der Alzheimer-Krankheit spielen könnten.

Mit Hilfe der Positronenemissionstomographie (PET) lassen sich Hirndurchblutung und Glukoseverbrauch in einzelnen Hirnregionen messen. Solche Messungen haben ergeben, daß ein direkter Zusammenhang zwischen Durchblutungs- und Glukosestoffwechselstörungen einerseits und der Schwere der Alzheimer-Krankheit anderseits besteht. Da die Energieversorgung des Gehirns ausschließlich durch Glukose gesichert wird, leiden Nervenzellen bei Glukosestoffwechselstörungen an Energiemangel.

Dabei fiel auf, daß der Abfall des Glukoseverbrauchs am deutlichsten im Frontal- und Parietallappen des Kortex auftritt, also in Arealen, die auch anatomisch und pathologisch am deutlichsten durch Morbus Alzheimer verändert werden (Allard u.a., 1988, S. 31). Doch bleibt die Frage noch unbeantwortet, ob die beobachteten Durchblutungs- und Stoffwechselstörungen zentrale Ursache oder nur eine das Krankheitsbild begünstigende Begleiterscheinung sind.

Die Heidelberger Forschungsgruppe um den Biochemiker Beyreuther sieht die Amyloid-Bildung im Gehirn als Resultat einer Stoffwechselstörung. Das Amyloid-Vorläuferprotein – bestehend aus etwa 700 Aminosäuren – ist nach ihren Untersuchungen Bestandteil der Nervenzellmembranen und habe dort wichtige Reparaturfunktionen zur Aufrechterhaltung der Neuronentätigkeiten zu erfüllen. Vermutlich würden bei Alzheimer-Kranken die Zellmembranen zerstört, und gleichzeitig versage der Reparaturmechanismus, und das Beta-A4-Amyloid bräche aus dem Riesen-Vorläufermolekül heraus und bilde das Amyloid der Ablagerungen im Gehirn. Ursachen für die Zerstörung der Zellmambranen können u.a. Oxydationen, Vitaminmangel oder mechanische Läsionen sein (Beyreuther, 1990, S. 89–94 und 185–193).

3.5 Zur Bedeutung von Aluminium

Von Zeit zu Zeit liest man in der Presse von japanischen, kanadischen und amerikanischen Untersuchungen, die einen besonderen Zusammenhang zwischen der Aluminiumkonzentration im menschlichen Körper und der Erkrankung an Morbus Alzheimer diskutieren. In der Tat wurden in Gehirnen von Alzheimer-Kranken überdurchschnittlich hohe Aluminiumkonzentrationen gemessen.

In diesem Zusammenhang ist eine Untersuchung von Trond P. Flaten interessant. Flaten untersuchte den Zusammenhang zwischen einer konstant hohen Einnahmedosierung von aluminiumhaltigen Antaciden bei an Magengeschwüren Erkrankten und einer Erkrankung an Morbus Alzheimer bei diesen Patienten im Zeitraum 1911 bis 1978. Sein Ergebnis: Die Wahrscheinlichkeit ist gering, daß Aluminium Risikofaktor ist (Flaten et al., 1991).

Es gibt bis heute keine gesicherten Erkenntnisse, in welchem Ausmaß Aluminium am Zustandekommen der neurofibrillären Bündel und senilen Plaques beteiligt ist.

3.6 Die Freie-Radikale-Theorie

Freie Radikale sind hoch reaktionsfreudige Atomgruppen. Als Beispiel sei Wasserstoffperoxyd genannt. Zellbestandteile wie z. B. die Fettsäuren in den Zellmembranen können unkontrolliert oxydieren und somit funktionsunfähig für ihren Auftrag der Informationsübermittlung werden. Wasserstoffperoxyd entsteht beim Stoffwechsel aus Superoxydimutase, das auf einem Gen des 21. Chromosoms kodiert ist. Bei Mongolismus (Trisomie 21) liegt das Chromosom 21 statt doppelt dreimal vor, was zur Überproduktion von Superoxydimutase, in der Folge zu einem Überschuß von freien Radikalen in Form von Wasserstoffperoxyd und somit zu massiven Zellschädigungen und vorzeitigem Altern führt. Auch ist unbestritten, daß Trisomie-21-Patienten zu Alzheimer-Patienten werden. Somit liegt die Vermutung nahe, daß freie Radikale ursächlich auch am Ausbruch der Alzheimer-Krankheit beteiligt sind (Allard u.a., 1988, S. 33ff.).

3.7 Ernährungsphysiologische Aspekte

In ihrem Buch »Das große Vergessen – Die Alzheimer-Krankheit« fragt Annelies Furtmayr-Schuh, ob die Alzheimer-Krankheit nicht letztlich auch ein

Ernährungsleiden sei. Furtmayr-Schuh verweist auf Untersuchungen, wonach das Risiko, an Herzinfarkt, Krebs oder grauem Star zu erkranken, durch Mangel an Vitamin E, Vitamin C und Beta-Carotin deutlich erhöht werde. Das altersbedingte Augenleiden, grauer Star, beispielsweise entstehe durch Oxidation von Eiweißstoffen in der Augenlinse, die durch Mangel an Vitamin C und Beta-Carotin eindeutig begünstigt werde.

Vitamin E verhindere die Oxidation von Fettstoffen und schütze so auch in den Zellmembranen der Neuronen die sauerstoffempfindlichen Fettsäuren (Furtmayr-Schuh, 1991, S. 143–150).

Wenn, wie im voraufgegangenen Kapitel diskutiert, die Aggressivität freier Radikaler Fettsäuremoleküle in den Zellmembranen oxydiert und so eine Rolle spielt bei dem Zugrundegehen von Zellen, hat die Frage, inwieweit Vitaminmangel solche Vorgänge begünstigt, sicher eine Berechtigung.

3.8 Genetische Hypothese

Genetische Hypothesen werden international als Ursachen für Morbus Alzheimer am intensivsten diskutiert. Dabei stehen Untersuchungen zur Vererbbarkeit von Alzheimer-Krankheit und Genmutationen im Vordergrund. John C.S. Breitner vom Medical Center der Duke University North Carolina faßt in 9 Punkten den Stand gegenwärtiger (1991) Erkenntnisse zusammen über die Erkrankungswahrscheinlichkeit in Abhängigkeit von Lebensalter und erkrankten Familienangehörigen:

1. Die Evidenz (Bedeutung) genetischer Ursachen sei steigend.
2. Hauptsächlich gelte diese Evidenz für früh einsetzende Erkrankungen.
3. Weniger gelte diese Evidenz bei spät einsetzender Alzheimer-Krankheit.
4. Früher Krankheitsausbruch bei Familienangehörigen lasse auch die eigene Erkrankung früh erwarten. Dabei sei grundsätzlich das Risiko ab dem 70. Lebensjahr steigend.
5. Das Risiko für über 90jährige liege bei 50%, falls Verwandte ersten Grades erkrankt waren.
6. Das Risiko zu erkranken bei erkrankten Verwandten ersten Grades betrage 19%, bei Erkrankten zweiten Grades noch 10% gegenüber einem allgemeinen Risiko von 5% insgesamt in der Bevölkerung.
7. Durch längere Lebenserwartung werde Morbus Alzheimer gesamtgesellschaftlich relevant.
8. Auch wenn die Zahl der genetisch vordisponierten Menschen zunehme, könne durch Verzögerung des Krankheitsausbruches die tatsächliche Zahl der

Erkrankten gesenkt werden: Nur 5 Jahre Verzögerung durch Pharmazie und Umweltmanipulation würde die Anzahl der Kranken halbieren.
9. Die Forschung müsse umweltbedingte und genetische Ursachen aufdecken (Breitner, 1991, S. 604 f.).

Ferner berichtet Breitner von drei verschiedenen Orten genetischer Mutation. Ein Ort auf dem Chromosom 21 betreffe das Gen, welches für die Codierung des Protein-Vorläufers zum Amyloid verantwortlich ist. Eine weitere Mutation sei auf dem langen Arm des 21. Chromosoms nachgewiesen worden; sie prädisponiere die früheinsetzende Form der Krankheit. Für einige späteinsetzende Krankheitsausbrüche sei die Lokalisierung auf Chromosom 21 eindeutig zurückgewiesen und statt dessen eine Mutation auf Chromosom 19 ausgemacht worden.

Daß das charakteristische Alter des Einsetzens der Alzheimischerschen Krankheit wesentlich zwischen Familien variiere, lege die Vermutung nahe, daß einige verschiedene Genotypen das Erscheinen eines ähnlichen Alzheimer-Phänotyps verursachen. Dieses Phänomen wird genetische Heterogenität genannt. Erbliche Ursachen Alzheimerscher Krankheit zeigten meist sicher solche Heterogenität (ebd., S. 601).

Katsuji Yoschioka beschreibt in einer Arbeit, daß man inzwischen bereits den Ort der Punktmutation auf dem für die Produktion des Amyloid-ß-Proteins verantwortlichen APP-Gen kennt. Die Mutation trete bei Exon 16 und 17 auf, und statt Valin werde Isoleucin frei. Dieser Wechsel von Valin zu Isoleucin sei der Grund für Alzheimer-Demenz, *ohne Einwirkung eines ethnischen Hintergrundes* (Yoschioka, 1991, S. 1141).

3.9 Zusammenfassende Betrachtungen

Sehr unterschiedliche Ansätze der Ursachenforschung sind genannt. Keine dieser Hypothesen und Theorien vermag schlüssig die Ursachen aller histologischen und biochemischen Veränderungen im Gehirn von Alzheimer-Kranken zu erklären. Eine solche Erklärung ist aber die Voraussetzung zur Entwicklung einer erfolgreichen Ursachentherapie zur Vermeidung oder Heilung von Morbus Alzheimer.

Vermutlich wird nicht einer der genannten Ansätze für sich allein genommen den Schlüssel zur Entdeckung des ursächlichen Auslösers liefern. Die genetische Hypothese wird nach heutigem Erkenntnisstand bei den weiteren Forschungen weiterhin eine wichtige Rolle spielen.

Keine der bisher besprochenen Hypothesen zur Entstehung von Morbus Alzheimer erlaubt eine schlüssige Theorienbildung, auf deren Grundlage wirksame Therapien entwickelt werden könnten. So ist auch für das folgende Kapitel zu erwarten, daß eindeutige und abschließende Diagnosemöglichkeiten noch nicht gefunden sind.

4. Diagnostische Kriterien der Alzheimer-Demenz

Das amerikanische National Institut of Health (NIH) nennt drei Diagnosekategorien für Morbus Alzheimer:

- »wahrscheinliche Alzheimer-Krankheit«
- »mögliche Alzheimer-Krankheit«
- »bestätigte Alzheimer-Krankheit«.

Bereits durch die Formulierung wird deutlich: Nur die Diagnose »bestätigte Alzheimer-Krankheit« ist letztlich 100%ig zuverlässig. Sie beruht auf durch Biopsie und Autopsie erbrachten histopathologischen Beweisen. Alle anderen Diagnosen sind vorläufig und basieren auf Ausschlußverfahren (Allard u.a., 1988, S. 41ff.).

4.1 Diagnose in »Alzheimer-Demenz« durch diagnostischen Ausschluß anderer, insbesondere reversibler Demenzursachen

Liegt ein Demenzsyndrom vor, so gilt es, durch geeignete Untersuchungsmethoden das Vorliegen einer heilbaren physischen oder psychischen Erkrankung mit Demenzsymptomatik auszuschließen.

Hier sind zunächst internistische Untersuchungen erforderlich, um Herzfehler, Nierenstörungen, Insulinstoffwechselstörungen, Schilddrüsenunterfunktionen, Beeinträchtigungen der Sinnesorgane, Elektrolyteveränderungen, Alkoholismus, chronische Lungenerkrankungen oder Vitaminmangel auszuschließen.

Aber auch neurologische Untersuchungen wie: EEG und Computertomographie sind nötig. Messungen des regionalen Blutflusses helfen zur diagnostischen Abgrenzung zwischen Alzheimer- und Multi-Infarkt-Demenz, und die Positronenemissionsmessung gibt Auskunft über Sauerstoffverbrauch und Glukosestoffwechsel im Gehirn (s. Kap. II.3.4).

Psychiatrische Untersuchungen schließlich können helfen, z.B. das Krankheitsbild der Depression von dem der Demenz abzugrenzen.

4.2 Möglichkeiten der Differentialdiagnose durch den Zeitverlauf der Entwicklung pathologischer Störungen

Eine einmal begonnene Alzheimer-Krankheit entwickelt sich im Zeitrahmen von Jahren (s. Kap. II.1.4). Entwicklungen, die schneller oder gar plötzlich verlaufen, deuten auf eine andere, zusätzliche Krankheit hin bzw. sind bei der Erstdiagnose als Symptome der Alzheimer-Demenz auszuschließen. So haben z.B. akute toxische Stoffwechseldemenzen oder Gefäßstörungen im Gehirn einen Zeitverlauf von Stunden oder Tagen, die Auswirkungen von Schädeltraumata können Wochen oder gar Monate dauern, ähnlich wie dementielle Symptomatiken von Schilddrüsenerkrankung oder Depressionen.

4.3 Meßverfahren zur Bestimmung des intellektuellen Leistungsabbaus

Eine weitere wichtige Diagnosemöglichkeit sind Demenzskalen, mit deren Hilfe intellektueller Leistungsabbau spezifiziert und durch Vergleich über einen längeren Zeitraum quantitativ erfaßt werden kann. Es handelt sich dabei um Testfragen, die Orientierung, Gedächtnis und Konzentration testen, jene Fähigkeiten also, die bei Morbus Alzheimer durch pathologische Veränderungen im Kortex progressiv verlorengehen.

Ein Beispiel solch einer Demenzskala wird in Kapitel IV.1.6/Anhang A ausführlich dargestellt.

5. Medikamentöse Therapiemöglichkeiten bei Morbus Alzheimer

Wie die vorausgegangenen Kapitel zeigten, sind weder die Ursachen von Morbus Alzheimer geklärt noch gibt es vor dem Tod letzte Diagnosegewißheit. Vor diesem Hintergrund kann man nach medikamentöser Therapie zum gegenwärtigen Zeitpunkt sicher nicht mit dem Anspruch auf Heilung fragen. Symptome zu lindern und eventuell das Tempo des Hirnleistungsabbaus zu verringern sind die naheliegenden Ziele pharmakologischer Forschung im Kontext der Alzheimer-Krankheit. Diese Forschung ist auch dringend notwendig, hält man sich die hohe Zahl erkrankter Menschen vor Augen.

5.1 Therapie der Sekundärerkrankungen

Ausführlich wurde verdeutlicht, daß es heilbare oder mindestens linderbare Erkrankungen mit dementieller Symptomatik gibt, die aber ursächlich nichts mit der Alzheimer-Krankheit gemein haben. Solche Krankheiten, wie sie in Kapitel II.4.1 aufgezählt werden, müssen in jedem Fall behandelt werden. So kann eine unnötige Verschärfung der Leidenssituation vermieden werden.

5.2 Cholinerge Substanzen, Physostigmin und THA

Wie diskutiert (Kap. II.2.3), ist die drastische Verringerung der Neurotransmitter im Gehirn von Alzheimer-Kranken ein zentrales biochemisches Problem.

Daher liegt der Versuch nahe, dem Gehirn über Medikamente die fehlenden Substanzen zuzuführen oder medikamentös den Abbau dieser Neurotransmitterstoffe zu bremsen.

Für das cholinerge System ist der entsprechende Neurotransmitter Acetylcholin. Es gibt Untersuchungen, die besagen, daß bei einigen Patienten eine hochdosierte Lecithin-Gabe in Langzeitbehandlung die Zunahme der Demenz verzögert hat. Insgesamt ist jedoch festzustellen: »Weiterhin gibt es keine wissenschaftlichen Belege, daß Lecithin die Alzheimersche Krankheit verhindern kann.« (Gruetzner, 1992, S. 255)

Auch Donna D. Flynn kommt zu dem Ergebnis: »Cholinergic replacement therapies have yielded little or no clinical improvement in Alzheimer's disease (HD).« (Flynn et al., 1991, S. 256)

THA und Physostigmin gehören zu den Stoffen, die den chemischen Abbau von Acetylcholin in den Synapsen der Hirnneuronen hemmen.

M. Davidson kommt nach Untersuchungen der Wirkungsweise dieser Stoffe zu dem Ergebnis, daß beide Substanzen eine geringe bis mittlere vorübergehende Verbesserung der kognitiven Fähigkeiten bei Testpersonen erbrachten. Das Physostigmin habe aber eine sehr kurze Halbwertszeit, was eine häufige Einnahme notwendig macht. THA weise Einschränkungen bei der Verträglichkeit für Leber und Knochenmark auf (Davidson et al., 1991, S. 47–50).

Darüber hinaus weist Howard Gruetzner beim Physostigmin ausdrücklich noch auf eine »toxisch wirkende Menge« hin, wenn die sichere Dosis um einen »kleinen Unterschied« erhöht werde (Gruetzner, 1992, S. 256).

5.3 Vasodilatatoren und Nootropika

Da beim Alzheimer-Patienten der Sauerstoffgehalt und Glukosestoffwechsel herabgesetzt sind (Kap. II.3.4), versucht ein anderer pharmakologischer Forschungszweig mit der Medikamentengruppe der sogenannten Vasodilatatoren durch gefäßerweiternde Wirkung die Hirndurchblutung zu fördern, während die Gruppe der Nootropika den Stoffwechsel im Gehirn beleben soll. »Es zeigt sich, daß Vasodilatatoren bei Patienten mit der Alzheimerschen Krankheit die Hirndurchblutung mehr verbessern als bei gesunden Personen [...].« (Gruetzner, 1992, S. 263) Die Effizienz von Nootropika ist umstritten, weil begrenzt.

»Die Wirksamkeit für die Indikation ist bei den angeführten Substanzen [Nootropika, wie Piracetam z.B.] klinisch belegt, wobei jedoch berücksichtigt werden muß, daß nur ungefähr 30–40% der Patienten als Responder anzusprechen sind.« (Ladurner, 1990, S. 77)

In der alltäglichen Praxis herrscht breite Übereinstimmung: »Diese Substanzen – die sogenannten Nootropika – bewirken bislang allerdings nur mäßig positive und höchstens mittelfristig meßbare Verbesserungen.« (Denzler u.a., 1989, S. 135)

In den Anfangsstadien der Alzheimer-Krankheit mag die Gabe von Nootropika in einzelnen Fällen noch sinnvoll sein. Aber auch hier sind die möglichen Nebenwirkungen unbedingt zu beachten.

5.4 Psychopharmaka

Begleitphänomene der Alzheimer-Krankheit wie Verwirrtheit, psychomotorische Unruhe, Depressionen, epileptische Anfälle und Morbus Parkinson können durch Psychopharmaka gelindert oder gar behoben werden.

Problematisch sind jedoch mögliche Nebenwirkungen, die die Alzheimer-Symptomatik verstärken können.

So sollte z.B. »die Dosierung von Neuroleptika und Tranquilizern zur Ruhigstellung [...] möglichst niedrig sein, da sonst kognitive Störungen verstärkt werden können« (Ladurner, 1990, S. 78).

Ferner ist »beim Parkinsonsyndrom bzw. extrapyramidalen Symptomen [...] die Gabe von Dopamin im Sinne einer Verbesserung des Transmittermangels auch für die Alzheimersche Erkrankung an sich wünschenswert; es kann jedoch Probleme bei Patienten mit Verwirrtheitszuständen schaffen« (Ladurner, 1990, S. 78).

5.5 Weitere Ansätze

Es gibt noch eine Vielzahl medikamentöser Therapieansätze, um zumindest die Symptomatik bei Morbus Alzheimer zu bessern. Experimente mit Neuropeptiden und Psychostimulantien haben bisher auch noch nicht den entscheidenden Durchbruch zur erfolgreichen medikamentösen Alzheimer-Therapie gebracht. Auch Kombinationsbehandlungen von Lecithin und Cholin mit Physostigmin oder THA werden getestet.

Einen Erfolgsbericht bringt die Studie von A. Mangoni: L-Deprenyl soll demnach sehr wirkungsvoll die Reduktion neurotransmittierender Systeme hemmen und gut verträglich sein. Menschen unterschiedlicher Verwirrtheitsgrade sollen Verbesserungen in »memory, attention, concentration, speech, constructive apraxia« gezeigt haben (Mangoni, 1991, S. 100ff.).

Immer wieder wecken Schlagzeilen neue Hoffnung für Alzheimer-Kranke.

6. Zusammenfassende Betrachtung und Schlußfolgerungen

Niemand weiß, wieviel Zeit noch vergehen muß, bis es statt Hoffnung weckender Schlagzeilen tatsächlich lindernde und heilende Medikamente oder eine die Alzheimer-Krankheit wirksam verhindernde Prophylaxe geben wird.

Ursachenforschung, Diagnose- und Therapiemöglichkeiten sind derzeit noch in einem Anfangsstadium, so daß man gerne Dr. C.Wächtler zustimmt, wenn er resümiert:

»Es ist nicht zu erwarten, daß in absehbarer Zeit die Alzheimer-Demenz kausal behandelt bzw. ihr Verlauf medikamentös entscheidend verändert werden kann.« (Wächtler, 1990, S. 81)

Dies gilt trotz großer Anstrengungen einzelner in der Ursachen- und Therapieforschung und ihrer Teilerfolge, wie sie im Überblick der obigen Kapitel aufgezeigt wurden. Angesichts der großen Anzahl der Alzheimer-Kranken und der verheerenden Folgen dieser Krankheit auf das Leben des Betroffenen wie auch auf das seiner Familie, Freunde und das soziale Umfeld einschließlich der Existenzsicherung kann und darf man nicht nur auf die Entwicklung pharmakologischer Therapiemöglichkeiten hoffen und warten.

Es gilt ein *ganzheitliches Therapiekonzept für Alzheimer-Kranke und ihre Angehörigen* zu entwickeln, das die derzeitigen medizinischen Erkenntnisse und Therapiemöglichkeiten einbezieht. Zentrum solcher Betreuung muß die *Sozialtherapie* sein, die zusammen mit dem Betroffenen ein Umfeld schafft, das Linderung der Beschwerden, Sinnerfahrung, Gemeinschaft, Selbstannahme und Selbstbestimmung in Menschenwürde trotz Verlust mentaler und kognitiver Fähigkeiten ermöglicht.

Da immer mehr Alzheimer-Demente – zumindest im fortgeschrittenen Stadium der Krankheit – der Not gehorchend in ein Pflegeheim übersiedeln, ist die *sozialtherapeutische Arbeit* an Alzheimer-Kranken im Heim *heute das entscheidende Hilfsangebot*, wenn Betroffene nicht mehr allein oder in ihren Familien leben können.

III Symptomatik und Verlauf einer Demenz vom Alzheimer-Typ

Wenn – wie zuvor erklärt – der sozialtherapeutischen Arbeit die entscheidende Bedeutung in der Therapie von Alzheimer-Kranken zukommt, bleibt zu fragen, welches Instrumentarium der Diagnose und des Handelns solche Arbeit denn hat, um zur rechten Zeit das Richtige zu tun. Voraussetzung dafür sind exakte Ergebnisse einer kontinuierlichen Krankenbeobachtung. Deshalb soll es in diesem Kapitel zunächst um Kriterien angemessener Beobachtungen gehen. Themen der folgenden Kapitel IV und V schildern dann die Umsetzung solcher Beobachtungen in sozialtherapeutisches Planen und Handeln.
Exakte Krankenbeobachtung ist die wesentliche Grundlage eines jeden therapeutischen Handelns. Wenn jedoch wie im Fall von Morbus Alzheimer medizinische Meßverfahren keine zweifelsfreie Diagnose ermöglichen, hat solche Krankenbeobachtung eine besonders herausragende Bedeutung. Dabei geht es um Erkennen der klassischen Alzheimer-Symptomatik, um Symptomunterscheidung und damit um Abgrenzung zu medizinisch behandelbaren Begleiterkrankungen und um die Fähigkeit, Verlaufsstadien der Krankheit beschreiben zu können.

1. Symptomatik

Für Verwirrtheit als Ergebnis hirnorganischer Leistungsstörungen kann es sehr unterschiedliche Ursachen geben. Darum müssen Symptome der Verwirrtheit genau angesehen werden, um zu differentialdiagnostischen Ergebnissen kommen zu können.

1.1 Alzheimer-Demenz als schwerwiegender Verlust intellektueller Fähigkeiten

Die Alzheimer-Demenz ist eine neurologische Erkrankung, bei der »die Hirnfunktionen beeinträchtigt sind und die zu einem Verlust intellektueller Funktionen solchen Ausmaßes [führt], daß soziale und berufliche Fähigkeiten beeinträchtigt sind« (Gruetzner, 1992, S. 34). Solche Beeinträchtigungen zeigen sich meist zuerst in Gedächtnisproblemen, wobei zunächst das Kurzzeitgedächtnis betroffen ist. Termine, Absprachen, Vorhaben werden vergessen, Routinearbeiten fallen zunehmend schwerer, neue Informationen können nur noch unter erschwerten Bedingungen erlernt werden. Im fortgeschrittenen Stadium ist auch das Langzeitgedächtnis gestört, Erinnerungen verblassen und verlöschen schließlich. Gestörte Entscheidungs- und Einsichtsfähigkeit führen zu falschen Entscheidungen mit fatalen Folgen für das private und berufliche Leben. Einst vertraute Menschen werden nicht mehr wiedererkannt, die eigene Lebenssituation verkannt. Die Fähigkeiten zum räumlichen Sehen, zu sprechen, sich fortzubewegen nehmen ab und gehen schließlich ganz verloren. Bettlägrigkeit und Tod markieren das Ende.

Im einzelnen lassen sich die klassischen Symptome der Alzheimer-Krankheit so beschreiben:

Gedächtnisstörungen treten auf im Zusammenhang mit mindestens einer der folgenden Störungen:

a) Aphasie (Sprechstörung und Verstehensstörungen)
   Gemeint sind hier auch eine qualitative und quantitative Verarmung des Wortschatzes, die Unfähigkeit zur richtigen Artikulation von Wörtern (Wortsalat), Wortfindungsstörungen bis hin zum völligen Sprachzerfall.
b) Agnosie (Nichterkennen)
   Gegenstände oder Menschen können nicht mehr richtig erkannt oder identifiziert werden.
c) Störung des abstrakten Denkvermögens
   Die Fähigkeit zur Organisation, zur Unterscheidung von Wörtern und Begriffen, zur Interpretation gehen ebenso verloren wie die Fähigkeit, Unterschiede und Gemeinsamkeiten zu erkennen.
d) Störung der Rechenfähigkeit
   Hierzu gehören auch Lesestörungen und gehäuft auftretende Rechtschreibschwierigkeiten, die es zuvor nicht gab.
e) Apraxie (Bewegungsstörungen)
   Bewegungs- und Handlungsabläufe können nicht mehr geplant und auch nicht mehr gesteuert werden. Die Fähigkeit, sich zielgerecht und sinnvoll zu bewegen, nimmt ab und kann gänzlich verlorengehen.
f) Störung konstruktiven Handelns
   Handwerkliche Fähigkeiten, die Gestaltung eines dreidimensionalen Raums, die Anordnung von Gegenständen können erheblich gestört sein.

g) Orientierungsstörungen
in bezug auf Zeit, Ort, Personen und Situation, zuletzt auch zur eigenen Person verändern die Persönlichkeit. Vorhandene Persönlichkeitszüge können dabei verstärkt oder ins Gegenteil verkehrt werden, neue Eigenschaften und Verhaltensweisen hinzukommen.

»Klinisch manifestiert sich die Alzheimer-Krankheit durch eine Änderung der kognitiven Funktionen mit progressivem Verlauf.« (Allard u.a., 1988, S. 35) Einmal auftretende Störungen von der genannten Art bleiben und werden sich verstärken. Dies unterscheidet die Alzheimer-Demenz von akuten Verwirrtheitssyndromen. Ein weiterer wesentlicher Unterschied ist der Zeitverlauf. Senile Demenzen wie Morbus Alzheimer entwickeln sich über Jahre, während toxische Stoffwechseldemenzen oder Schädeltraumen z.B. nur einen Zeitverlauf von Stunden oder Tagen, Schilddrüsenerkrankungen oder Tumore mit Verwirrtheitserscheinungen einen Zeitverlauf von Monaten haben, obgleich manche Symptomatik ähnlich der der Alzheimer-Krankheit sein kann.

Somit ist Aufgabe einer sorgfältigen Beobachtung nicht nur die Beschreibung eines Einzelsymptoms, sondern die vergleichende Betrachtung der Kranken-Biographie über einen längeren Zeitraum. Dies soll an einem Beispiel in Kapitel III.2 gezeigt werden. Sozialtherapeutische Arbeit mit Alzheimer-Kranken ist also angewiesen auf detaillierte und kontinuierliche Verhaltensbeobachtungen.

1.2 Abgrenzung normalen psychischen und physischen Alterns von der Alzheimer-Krankheit

Nicht jede Vergeßlichkeit deutet auf Alzheimer-Demenz hin, und Demenz ist auf gar keinen Fall das natürliche Schicksal älter werdender Menschen. Altwerden gehört zum Leben. Dement werden ist dagegen eine Krankheit. Die Symptome des Morbus Alzheimer sind keine normale Alterserscheinung. In der neueren Fachliteratur gibt es eine breite Übereinstimmung in der Ablehnung des Defizitmodells vom ständigen geistigen Abbau des Menschen im Alter. Erich Grond (1987, S. 21) betont:

»Intelligenz nimmt im Alter nicht zwangläufig ab und ist weniger von der Zahl der Lebensjahre abhängig als vielmehr von der Ausgangsintelligenz, der Schulbildung, den beruflichen Anforderungen, von vielseitiger anregender und aktivierender Umgebung und von der Gesundheit.«

Und nach Ursula Lehr lassen sich »flüssige« und »kristallisierte« Intelligenz unterscheiden. Die flüssige Intelligenz als geistige Wendigkeit, Denkgeschwindigkeit, Orientierung in neuen Situationen ließe im Alter nach. »Kristallisierte« Intelligenz als Ideenreichtum, Erfahrungswissen, Wortschatz und Sprachverständnis nähmen gerade im Alter zu (Lehr, 1973, S. 460ff.).

Einschränkungen des Kurzzeitgedächtnisses im Alter sind also deutlich zu unterscheiden von einem progressiv verlaufenden Abbau kognitiver und mentaler Fähigkeiten, so wie es bei Alzheimer-Kranken der Fall ist.

1.3 Alzheimer-Demenz und Depression

Eine Depression ist eine schwere psychiatrische Störung, die auf längere Zeit die Stimmung und Weltsicht eines Menschen negativ verfärbt, so daß er sich und sein Leben als bedrückend, wertlos und hoffnungslos erfährt.

Es gibt drei gute Gründe, im Zusammenhang mit der Alzheimer-Krankheit auch die Depression zu betrachten:

a) Oft geht eine Alzheimer-Erkrankung mit Depressionen einher. Gerade im Anfangsstadium treten Depressionen auf, wenn der Betroffene den eigenen geistigen Verfall und dessen Konsequenzen noch realisieren kann. Ernsthafte Suizidgedanken sind dann nicht selten. Gefühle des Versagens, der Hilf- und Machtlosigkeit führen zu einem gestörten Selbstwertgefühl und einer dunklen Zukunftsprognose.

b) Die Symptome der Depression sind bei Alzheimer-Kranken schwer zu isolieren von den übrigen Symptomen, verstärken aber oft diese.
So ist oft nicht leicht zu erkennen, ob ein sozialer Rückzug nur Folge der alzheimerbedingten Orientierungs- und Sprachstörungen ist oder ob zusätzlich eine Depression die Leidenssituation verstärkt.

c) Depressionen sind behandelbar und langfristig meist heilbar.
Die Behandlung einer Depression verschafft dem Alzheimer-Kranken Erleichterung und erhält ihm die noch verbliebenen Kontakt- und Lebensmöglichkeiten je nach Krankheitsstadium.
Voraussetzung einer Behandlung ist natürlich, daß die Symptome einer Depression erkannt werden.
Körperliche Symptome sind z.B.: Bauchschmerzen, Verdauungsstörungen, Obstipation, Miktionsstörungen, Appetitlosigkeit, Gewichtsverlust, unerklärliche Müdigkeit, Schlafstörungen, frühmorgendliches Erwachen, Verlangsamung der Sprache und Körperbewegungen. Es gibt aber auch zahlreiche psychische Symptome der Depression: übertriebenes Klagen, Ängste,

Überempfindlichkeit bezüglich Gedächtnisproblemen, Apathie, Langeweile, Widerstand gegen Aktivitäten, Unfähigkeit zur Freude, Unentschlossenheit, Mangel an Initiative.

Besonders anfällig für eine depressive Erkrankung sind »Personen, die schon früher unter Depressionen gelitten haben« und »sehr leistungsorientierte und perfektionistische Persönlichkeiten« (Gruetzner, 1992, S. 68).

Auch hier wird wieder deutlich, wie sehr medizinische und soziale Beobachtungen zusammenkommen müssen, damit Unsicherheiten bei der Diagnose minimiert werden können.

1.4 Alzheimer-Demenz und Delir

Unter Delir versteht man eine akute, reversible psychische Erkrankung, die zur Bewußtseinstrübung führt, bei der die gegenwärtige Umgebung verzerrt oder z.T. gar nicht mehr wahrgenommen wird. Die Sprache ist zusammenhanglos und unverständlich, das Gedächtnis beeinträchtigt, ebenso die zeitliche, örtliche und situative Orientierung. Solche deliranten Zustände zeigen ähnliche Symptome wie die Demenz, sind aber in ihrer Ursache von der Demenz völlig verschieden. Reversible Ursachen für ein Delir können Arzneimittelvergiftungen, Blasen- und Harnwegsinfektionen, Anämie, Sauerstoffmangel, Alkoholismus, Harnverhaltung, Lungenentzündung, Schilddrüsenfunktionsstörungen, Hypo- wie auch Hyperglykämie, Nierenstörungen oder akuter Herzinfarkt sein.

Alzheimer-Kranke können zusätzlich in einen deliranten Zustand fallen, wenn entsprechende Infektionen, Intoxikationen oder Erkrankungen eintreten.

Genau wie die Depression ist auch ein Delir medikamentös behandelbar. Im Unterschied zur Depression ist der Behandlungserfolg beim Delir schneller erkennbar.

Plötzlich auftretende, dammbruchartige Verstärkungen oder Veränderungen der Symptomatik bei Alzheimer-Kranken deuten stets auf ein zusätzliches (meist behandelbares) Krankheitsbild hin.

2. Verlaufsbeobachtungen zur Alzheimer-Demenz

Detaillierte Beobachtungen zum Krankheitsverlauf sind – wie bereits erwähnt – aus mehreren Gründen hilfreich und wichtig.

Zum einen verhilft die Kenntnis der Krankheitsphasen zu realistischen Erwartungen bei Betroffenen, Angehörigen und Betreuenden. Es ist ja gerade bei Alzheimer-Kranken jede Form der Überforderung zu vermeiden; falsche Erwartungen an den Krankheitsverlauf können leicht zu überzogenen Anforderungen an den Kranken führen. Auch ist die Gelassenheit und Ausgeglichenheit der Angehörigen eine wesentliche therapeutische Unterstützung im Umgang mit Alzheimer-Dementen. Solche Gelassenheit setzt die Annahme und diese die realistische Einschätzung der Situation voraus.

Zum anderen helfen Verlaufsbeobachtungen, die Entwicklungsgeschwindigkeit im Einzelfall zu bestimmen. Es gibt Krankheitsverläufe bei Morbus Alzheimer, die in drei bis fünf Jahren zum Tod führen (meist präsenile Formen), und andere, die mehr als zehn Jahre dauern. Schließlich sind auch therapeutisch in unterschiedlichen Krankheitsphasen verschiedene Schwerpunkte zu setzen.

2.1 Die »Stadien-Lehre« nach Dr. Barry Reisberg

Menschen sind verschieden. Deswegen sind auch Krankheitsverläufe unterschiedlich. Im Falle von Morbus Alzheimer gibt es eine Reihe von Faktoren, die das Fortschreiten und die Symptomatik der Krankheit beeinflussen können: Intelligenz vor Krankheitsausbruch, Persönlichkeitsfaktoren, Verhalten der Familie und des Pflegepersonals, Gestaltung der Umwelt. Auch können unterschiedlich oft Phasen der Besserung mit Zeiten der Verschlechterung abwechseln.

Dennoch ist allen Krankheitsverläufen von Morbus Alzheimer gemein, daß sie progressiv sind und zum Tod führen.

Dr. Barry Reisberg beschreibt sieben Stadien der Alzheimer-Krankheit, die allen Krankheitsverläufen gemein sind, so sie nicht durch außergewöhnliche Ereignisse (Unfall, schwere andere Erkrankung...) abgebrochen werden. Diese sieben Stadien gliedert Reisberg nach Schweregraden, die von »kein kognitives Defizit« bis »schweres kognitives Defizit« reichen (Reisberg et al., 1982, S. 1136ff.). Die »Stadien-Lehre« nach Reisberg soll in die in Kapitel III.2.3 folgende vergleichende Darstellung inhaltlich aufgenommen werden.

2.2 Eigene Beobachtungen und Dokumentationen des Verfassers im Bereich stationärer Altenpflege

Parallel zur Darstellung der Inhalte der verschiedenen Krankheitsstadien nach Reisberg und im Schriftbild kursiv abgehoben möchte der Verfasser am Beispiel einer an Alzheimer erkrankten Heimbewohnerin die Verlaufsphasen beispielhaft illustrieren. Das hierzu verwandte Material stammt aus der Pflegedokumentation dieser Bewohnerin sowie weiteren Aufzeichnungen des Verfassers aus der Zeit seiner stationären Pflege- und Betreuungstätigkeit von Februar 1988 bis August 1992.

Die betroffene Bewohnerin wird im folgenden aus datenschutzrechtlichen Gründen Frau R. genannt.

Frau R. ist Jahrgang 1919 und 1992 seit über 50 Jahren glücklich verheiratet. Sie hat zwei verheiratete Söhne. In gutbürgerlicher Atmosphäre wirkte Frau R. als Hausfrau, Mutter und Oma. Ihre Gastfreundschaft und Freude an Musik und Festen ist vielen angenehm in Erinnerung. Nach mehrjähriger Versorgung durch ihren Mann kam Frau R. im Februar 1988 in ein Pflegeheim.

2.3 Vergleichende Darstellung eigener Beobachtungen mit den sieben Stadien des Erkrankungsverlaufs nach Reisberg

2.3.1 Kein kognitives Defizit

Dieses Stadium beschreibt den Zustand eines noch nicht erkrankten Menschen, der weder selbst auffällige kognitive Defizite an sich entdeckt noch an dem von anderen solche Defizite beobachtet werden. Trotzdem wird in dieser Phase bereits hirnorganisch die Alzheimer-Krankheit beginnen.

2.3.2 Sehr leichtes kognitives Defizit

Die Umwelt entdeckt noch keine Defizite. Das berufliche und soziale Leben verläuft unbeeinträchtigt. Nur subjektiv werden leichte Gedächtnisstörungen wahrgenommen, die als ärgerlich empfunden werden: Gegenstände werden verlegt, Namen vergessen.

Sommer 1984: Die Familie von Frau R. erinnert sich an diesen Zeitraum sehr gut, weil hier zum ersten Mal aufgefallen ist, daß Frau R. über Ver-

geßlichkeit gegenüber ihrem Mann sprach, jedoch mehr scherzhaft als betroffen. Es ging um Schlüssel, die wiederholt verlegt waren.

2.3.3 Leichter kognitiver Ausfall

Die Gedächtnisprobleme nehmen zu und werden auch zum mitmenschlichen Problem. Mehrere der folgenden Probleme treten gleichzeitig auf:

– Verlangsamte Reaktionszeiten gefährden beim Autofahren.
– Man verirrt sich leicht in ungewohnter Umgebung.
– Auch Außenstehende bemerken die Abnahme beruflicher Leistungsfähigkeit und Spannkraft.
– Wortfindungsstörungen, Namensfindungsstörungen.
– Erste Konversationsprobleme, da kurz zurückliegende Begegnungen ganz oder teilweise vergessen sind.
– Erste Persönlichkeitsveränderungen: Spontanität geht verloren, Unsicherheit wegen Gedächtnisproblemen, Beginn eines sozialen Rückzugs.
– Merkfähigkeit beim Lesen läßt nach.
– Konzentrationsschwächen sind klinisch nachweisbar.
– Auch wertvollere Gegenstände werden verloren.
– Oft verhindert Verleugnen und Überspielen zu diesem Zeitpunkt die klare Diagnose.
– Die Symptome sind von versteckter Angst begleitet.

Herbst 1985: Ein Sohn erinnert sich: »*Mutter wollte nicht mehr alleine in die Stadt fahren. Sie hatte sich schon einmal verlaufen. Auch beobachteten wir, wie sie einen ganzen Abend wieder und wieder die selben zwei Buchseiten las. Die Nachbarn lächelten, wenn sie, auf ein Thema vom Vortag angesprochen, drum herumredete. Wir machten uns damals ernste Sorgen, aber Mutter meinte, es sei alles in Ordnung und sie brauche keinen Arzt.*«

2.3.4 Mäßiges kognitives Defizit

Die Gedächtnisprobleme werden gravierender. Es fällt schwer, Entscheidungen zu treffen. Der Umgang mit Geld wird schwieriger. Die Fähigkeit zu verreisen nimmt ab. Der Betroffene ist schlecht informiert über das Alltagsgeschehen. Erhebliche Subtraktionsschwierigkeiten erschweren das Rechnen.

Die örtliche Orientierung ist stark beeinträchtigt. Erinnerungslücken treten auf. Die ältere Vergangenheit ist beliebtes Gesprächsthema, weil hier die Gedächtnislücken noch relativ klein sind. Aktuelle Themen werden dagegen gemieden. Es ist auch die Phase der Niedergeschlagenheit und einer großen Gefahr für Depressionen. Der Kranke merkt, wie seine Fähigkeiten nachlassen, seine Gedanken kreisen um sich selbst. Kontakte zu anderen werden folglich vernachlässigt. Konkurrenzsituationen werden vermieden, komplexe Aufgabenstellungen können nicht mehr erledigt werden.

Weitgehend erhalten bleiben in dieser Phase noch die zeitliche Orientierung, die Fähigkeit, vertraute Personen und Gesichter wiederzuerkennen und sich an vertrauten Orten zurechtzufinden.

Weihnachten 1986: Man denkt in der Familie R. ernsthaft darüber nach, ob ein geplanter Urlaub noch durchführbar sei. Frau R. hatte sich zusehens zurückgezogen, ist sie doch früher so lebenslustig und agil gewesen. Immer öfter muß Herr R. den Tagesablauf seiner Frau strukturieren. Seine eigenen Pläne hat er mehr und mehr zugunsten gemeinsam verbrachter Zeit aufgegeben. Herr R. fühlt sich zunehmend unruhig, wenn seine Frau allein zu Hause ist. Inzwischen gibt es auch eine gründliche ärztliche Untersuchung, und die ernsthafte Diagnosevermutung »Alzheimer« ist ausgesprochen.

2.3.5 Mittelschweres kognitives Defizit

In diesem Stadium der Alzheimer-Krankheit sprechen wir von der beginnenden Demenz. Der Betroffene ist mittlerweile sehr abhängig geworden von fremder Hilfe. Dies bedeutet eine ungeheure, ständige geistige, seelische und z.T. auch körperliche tägliche Belastung für Angehörige.

Die Betroffenen benötigen Hilfe bei nahezu allen Tätigkeiten, zumindest aber bei der Planung und Organisation ihres Handelns; jemanden, der ständig für sie denkt. Aufgrund eintretender Denk- und Sprachschwierigkeiten brauchen die Kranken auch Hilfe, die eigenen Wünsche zu artikulieren. Örtliche und zeitliche Desorientiertheit erschweren den Alltag. Namen und Berufe naher Verwandter werden vergessen. Betroffene verlernen, von 20 an rückwärts zu zählen.

Allerdings sind Alzheimer-Kranke in diesem fünften Stadium bezogen auf den engsten Familienkreis (Ehepartner, Kinder) noch orientiert. Sie können sich noch selbst waschen und ankleiden, brauchen aber Hilfe bei der Kleiderauswahl und bei der zeitlichen Organisation.

Eine emotionale Labilität entsteht aus psychologischen, sozialen und neurologischen Ursachen. Unkontrollierte emotionale Ausbrüche (wie Schreien) kann die Folge sein. Die Umgebung reagiert erstaunt, wenn längst vergessen geglaubte Ereignisse detailliert geschildert werden und wenige Sekunden später vergessen ist, daß man gerade über solche Ereignisse gesprochen hat.

10. Juni 1988: Die Belastung, die sich aus Pflege und Betreuung seiner Frau für Herrn R. mittlerweile ergeben hat, übersteigt seine Kräfte. Frau R. siedelt auf die Pflegestation eines Altenheimes über. Völlig verängstigt läuft die elegant gekleidete Frau auf der ihr völlig fremden Station auf und ab. Jede Anrede läßt sie zusammenzucken. Solange ihr Mann noch ihre Hand gehalten hatte, schien die Situation für sie noch erträglich und die fremde Umgebung nicht so wichtig. Doch nun, nachdem ihr Mann gegangen war, scheint sie mit jeder Pore ihres Körpers die Einsamkeit zu atmen. In der Tat schwitzt Frau R. so heftig, daß sie mehrfach umgezogen werden muß. Sie selbst scheint dazu am Aufnahmetag nicht mehr in der Lage zu sein. Aber diese Umkleideaktionen sind für alle Beteiligten eine Tortur. Völlig verkrampft und keinem logischen Argument zugänglich wehrt sich Frau R. gegen diese objektiv doch so sinnvolle Maßnahme. Auch die ihr fremde Toilette nimmt sie nicht an. Die Pflegemitarbeiter werden Wochen brauchen, bis die Angst vor dem Fremden einer Entspannung, ja, einem Lächeln gewichen sein wird. Und dennoch, Frau R. wirkt bei aller Verkrampfung freundlich, ihre Stimme ist warm, die Sprachmelodie einladend und ängstlich fragend zugleich. Nur die kurzen Sätze sind manchmal noch sinnvoll, längere werden zwischendurch abgebrochen und vergessen oder konfabulierend beendet.

2.3.6 Schweres kognitives Defizit

In diesem Stadium bietet die Verleugnung auch für den Erkrankten keinen Schutz mehr. Er flüchtet sich in Agitiertheit und Verfolgungswahn. Alles, was bisher vertraut war: Gegenstände, Menschen, wirkt nun fremd und angsteinflößend. Es ist das Stadium, in dem Baden zur »Folter« wird. Denn der Kranke weiß nicht mehr, was Hygiene bedeutet, was er mit Seife und Waschlappen anfangen soll, wie er auf den Temperaturunterschied und auf Wasser reagieren soll.

Wahnvorstellungen sind oft der Spiegel für Verlustängste, die real erlebt werden. Eine nicht mehr erkannte Umwelt wird als Bedrohung erlebt. Der Schlaf-Wach-Rhythmus ist gestört. Halluzinationen oder wahnbezogene Ängste machen den regelmäßigen Nachtschlaf unmöglich. Der Kranke hat jede Erinnerung an kurz zurückliegende Ereignisse, aber auch an ältere Lebenserfahrungen verloren, kann sich nicht mehr an den Vornamen seines Ehepartners erinnern, nimmt seine Umwelt im größeren Sinn – Jahres- und Tageszeit – nicht mehr wahr. Der Gesichtskreis ist sehr eingeschränkt. Meistens erinnert er sich aber noch an den eigenen Namen.

Ein Alzheimer-Dementer kann in dieser Phase nicht mehr rückwärts von 10 bis 1 zählen, oft auch nicht mehr vorwärts. Inkontinenz tritt auf. Bewegungs- und Koordinationsschwierigkeiten bedingen ständige Aufsicht und Hilfestellungen beim Gehen und bei der Benutzung eines Rollstuhles. Weitere Persönlichkeitsänderungen sind zu beobachten: Halluzinationen und Beschuldigung von Angehörigen, Zwangshandlungen (Putzwahn), gewalttätiges Verhalten aus Unsicherheit, Willenlosigkeit.

12. April 1989: Frau R. kommt aus dem Stationswohnzimmer und hat den Mund voll Granulat der Hydrokulturen.

17. Mai 1989: Frau R. will ihren Ehemann, der täglich zu Besuch kommt, nicht mehr loslassen. Als er gegangen ist, verirrt sich Frau R. und trinkt an der Flasche mit Mercuchrom-Tinktur.

9. Dezember 1989: Frau R. ißt eine Kerze.

9. Februar 1990: Frau R. fällt in ihrem Zimmer; Oberschenkelhalsfraktur; fünf Wochen Krankenhausaufenthalt.

13. März 1990: Nach Rückkehr aus dem Krankenhaus scheint Frau R. völlig desorientiert. Sie hat alle zuvor im Pflegeheim gewonnene Orientierung vergessen.

In den folgenden Wochen werden starke Inkontinenz, Verkrampfung, Kreislaufbeschwerden, tägliche und nächtliche Angstzustände beobachtet.

Frau R. erkennt aber noch ihren Mann, der sie auch während des Krankenhausaufenthaltes täglich besucht hat.

2.3.7 Sehr schweres kognitives Defizit

Die letzte Phase ist die Zeit des langen Abschieds. Angehörige und Pflegende müssen immer mehr eingestehen, daß ihre Begleitung und Betreuung Grenzen hat. Sie stehen in der Spannung, daß sie einerseits die Unscheinbarkeit und Inhaltslosigkeit des noch verbliebenen Lebens des Kranken sehen und andererseits wissen, daß auch dieses Leben wertvoll ist. Die motorischen Fähigkeiten nehmen weiter ab. Gefühl und Empfinden bleiben, auch wenn die Fähigkeit zu sprechen schon verloren ist; Lautautomatismen deuten noch auf das einstige Sprachvermögen hin. So wichtig das Gehen für den Alzheimer-Kranken als Prophylaxe gegen Dekubiti und Lungenentzündung auch ist, irgendwann ist das Gehirn nicht mehr in der Lage, die entsprechenden Befehle an Muskulatur und Skelett zu geben, und ein Mensch hat vergessen, wie er laufen kann. Nahrung muß sehr klein geschnitten werden oder besser ganz flüssig sein. Trotzdem bleibt noch das Problem einer möglichen Aspiration von Nahrungsmitteln. Schluck- und Atemprobleme können in der letzten Zeit große Not bereiten. Stupor, Koma und Tod beschließen einen langen Leidensweg.

Für die gesamte Wegstrecke der Begleitung von Alzheimer-Kranken, aber insbesondere für das letzte Stadium ist der menschliche Kontakt, das Berühren, Streicheln, Handhalten, freundliche Lächeln und Zusprechen, die spürbare Freundlichkeit und Liebe einem Menschen gegenüber das Entscheidende, was ihm Halt gibt.

14. Februar 1992: Frau R. ist trotz Haltegurt aus dem Rollstuhl gerutscht. Sie kann ihre Lage nicht einschätzen, spürt nur große Angst. Ich bleibe bei ihr und halte ihre Hand, die sie auch ihrerseits ganz fest hält. Frau R. liegt inzwischen zu Bett, aber sie hat sich noch nicht beruhigt. Ihre ängstlichen Augen suchen unaufhörlich umher. Ich streichle ihre Hand und spreche ganz langsam und beruhigend. Die Augen bewegen sich nicht mehr so heftig, ein Lächeln kommt über Frau R.s Gesicht, und sie wendet ihren Kopf mir zu.
Dann schließt sie ihre Augen und schläft ein. Ihre Hand verringert den Druck, so daß ich problemlos loslassen kann.

Mai 1992: Eine sehr persönliche Frage gilt es für Frau R. stellvertretend zu entscheiden: Sollen ihre beiden letzten Zähne gezogen werden oder nicht. Frau R. ist inzwischen voll bettlägerig geworden, und die Pflegemitarbeiter haben beobachtet, daß Frau R. seit einigen Tagen unablässig stöhnt, insbesondere im Zusammenhang mit Nahrungsaufnahme. Sind die stark mit Karies befallenen Zähne die Ursache oder nicht? Frau R. kann uns das nicht mehr sagen. Wir wagen es und bitten einen Zahnarzt, die beiden vermeintlichen »Quälgeister« zu ziehen. Frau R. übersteht diesen Eingriff in ihrem Bett und mit Händchenhalten gut. Mit den gezogenen Zähnen endet auch ihr Stöhnen. – Wir waren glücklich, denn wir haben die richtige Ursache erkannt gehabt.

10. August 1992: Frau R. verkraftet es zur Zeit, wieder eine Stunde täglich außerhalb ihres Bettes zu sitzen. Ihr Ehemann, der immer noch täglich ins Heim zu Besuch kommt, freut sich sehr. Ob solche Freude über zwischenzeitliche Zustandsverbesserungen falsche Hoffnungen weckt?
Das rechtzeitige Gespräch über Verlaufsstadien der Alzheimer-Krankheit ist ein wichtiger Auftrag an sozialtherapeutische Arbeit mit Alzheimer-Dementen und ihren Angehörigen.

IV Vier unmittelbar betroffene Zielgruppen sozialtherapeutischer Arbeit mit an Morbus Alzheimer Erkrankten in der stationären Altenpflege

Die Verlaufsbeobachtungen zur Alzheimer-Demenz lehren uns, wie nacheinander sämtliche intellektuellen und viele kognitiven Fähigkeiten verlorengehen. Findet ein gesunder Mensch Halt, Orientierung und Lebenszufriedenheit durch ein sich ergänzendes und ausgleichendes Zusammenspiel von Rationalität und Emotionen, Erinnerungen, gegenwärtigem Erleben und Zukunftserwartungen, so bleibt dem Demenzkranken nur der Augenblick im Jetzt und die emotionale Erfahrung menschlicher Nähe in einer harmonisch gestimmten Umgebung.

Genau hier setzt soziale und therapeutische Arbeit mit an Morbus Alzheimer Erkrankten an. Sie ist primär Umfeldarbeit, weil das Umfeld des Kranken die einzige ihm gebliebene Orientierungsmöglichkeit ist, nachdem ihm Zeit- und Ortsgedächnis, Lern- und Reflexionsmöglichkeiten, Personengedächtnis und der Umgang mit Sprache gestört oder gar ganz verlorengegangen sind.

Allein sein Umfeld entscheidet darüber, ob der Erkrankte sein Leben als bedrohliches, angstbringendes Chaos erlebt oder in einer Aneinanderreihung von Augenblicken emotionaler Geborgenheit gefühlsmäßig Orientierung findet. Diese für den *Kranken* so lebensentscheidende emotionale Geborgenheit ensteht nur im harmonischen Zusammenleben und -wirken von *Angehörigen*, *Mitarbeitern* und *nicht dementen Mitbewohnern* mit dem Dementen. Somit definiert sich sozialtherapeutische Arbeit am Demenzkranken in der stationären Altenhilfe zunächst als gleichzeitiges und ganzheitliches Handeln an mindestens diesen genannten vier Zielgruppen. Die hier geforderte Parallelität und Ganzheitlichkeit therapeutischen Handelns ergibt sich also aus der zunehmenden Lebenshorizontbegrenzung des Demenzkranken auf die Gegenwart und seine Emotionalität, mit der er hochsensibel auf Empathie und Kongruenz seiner Mitmenschen reagiert.

Im folgenden sollen darum zunächst die Ausgangsvoraussetzungen sozialtherapeutischen Handelns bei den genannten Personengruppen beleuchtet werden, um nach einer kurzen Betrachtung von Chancen und Grenzen solchen Handelns in der stationären Altenpflege zu einer zusammenfassenden Ziel- und Inhaltsbeschreibung zu kommen.

Auch hier sollen wieder Beispiele aus der Berufpraxis des Verfassers die theoretischen Betrachtungen untermauern.

1. Die dementiell Erkrankten

Die Demenzkranken sollen im Sozialgefüge stationärer Altenhilfe Mittelpunkt unserer Betrachtungen bleiben. Alle folgenden Überlegungen sind von der Erkenntnis geleitet, daß der entscheidende Wegweiser für die im Einzelfall sinnvolle Begleitung, Pflege und Therapie stets beim Betroffenen selbst und seinem Umfeld zu finden ist. Alle medizinische, pflegerische und therapeutische Fachlichkeit braucht zuallererst den Blick auf Bedürfnisse, Lebens- und Krankheitsgeschichte des einzelnen.

1.1 Hierarchie der individuellen Bedürfnisse als Basis therapeutischer Arbeit

Wir suchen keine dem Humboldtschen Bildungsideal der Pädagogik vergleichbare Theorienbildung für Pflege und Therapie bei dementiell Erkrankten, sondern seine individuelle emotionale Zufriedenheit, wie sie in der Einleitung zu Kapitel IV. als einzige ihm noch verbleibende Lebensorientierung beschrieben ist. So wichtig die Entwicklung objektiver Meßverfahren für die wissenschaftliche Bearbeitung therapeutischer Arbeit mit dementen Menschen auch ist, bleibt die entscheidende Meßskala für den Einsatz, Inhalt und Umfang therapeutischer Arbeit grundsätzlich die Bedürfnislage des einzelnen Dementen. Diese individuelle Hierarchie der Bedürfnisse kann bei vergleichbarem Krankheitsverlauf von Mensch zu Mensch und von Tag zu Tag je verschieden sein. So mag an demselben Tag und auf derselben Heimstation für den einen Alzheimer-Kranken das vorrangige Therapieziel Aufbau eines positiven emotionalen Kontaktes zu den Kindern durch Aufarbeitung von deren Schuldgefühle heißen, während zeitgleich ein anderer sich primär mit seinem depressionsbedingten Obstipationsproblem herumschlägt. Die Einsicht in die Zusammenhänge von Demenz, Depression und Obstipation oder Angehörigenarbeit und Bewohnerbefindlichkeit ist für die sorgfältige Beobachtung und fachspezifische Zusammenarbeit, die eine an den Bedürfnissen der erkrankten Heimbewohner orientierte Pflege und Therapie erst ermöglichen, von entscheidender Bedeutung. Da, wie in Kapitel III geschildert, mit fortschreitender Erkrankung der Betroffene sprachlich seine Bedürfnisse immer schlechter mitteilen kann, kommt der einfühlsamen Beobachtung durch seine Umgebung lebenserhaltende Bedeutung zu.

1.2 Hierarchie der Bedürfnisse nach Abraham Maslow

Als Hilfe bei dieser Beobachtungsaufgabe mag die von Maslow entwickelte Bedürfnishierarchie dienen (Maslow, 1977). Maslow sieht die menschlichen Bedürfnisse hierarchisch geordnet und in einer entwicklungsmäßigen Weise aufeinander bezogen. Alle Bedürfnisstufen sind Schritte zur Selbstverwirklichung, die aufeinander aufbauen. Vereinfacht kann die Bedürfnishierarchie so dargestellt werden:

Höhere geistige Werte
7. Bedürfnis nach Transzendenz (Sinnfindung)
6. Bedürfnis zu wissen und zu verstehen (Lernfortschritte, Verantwortung)

Psychosoziale Bedürfnisse
5. Bedürfnis nach Selbstverwirklichung (Autonomie, vorhandene Kompetenzen zur Geltung kommen lassen, Selbstachtung)
4. Bedürfnis nach Wertschätzung (Selbstachtung und Fremdschätzung)
3. Bedürfnis nach Zugehörigkeit und Liebe (soziale Kontakte, Angenommensein, Geborgenheit)
2. Bedürfnis nach Sicherheit (Schutz der Gesundheit, Orientierung, Altersvorsorge, Vorratshaltung)

Basis der Grundbedürfnisse
1. Physiologische Bedürfnisse (Nahrung, Kleidung, Unterkunft)

Maslow meint, es sei möglich, ungefähr vorauszusagen, daß die Bedürfnisse in einer von 7–1 numerierten Folge wichtig werden. Wobei die Befriedigung des jeweils grundlegenden Bedürfnisses die Voraussetzung für das Entstehen »höherer« Bedürfnisse ist. Aktuelle Situationen und Lebensumstände können die Reihenfolge der Bedürfnishierarchie ändern: Wer sich in seiner Sicherheit bedroht fühlt, wird den Hunger vergessen.

Jitka M. Zgola, Beschäftigungstherapeutin aus Ottawa, nimmt Bezug auf die Bedürfnishierarchie Maslows, wenn sie schreibt:

»Die basalen Bedürfnisse älterer Menschen, besonders bei Abhängigkeit durch Behinderung, müssen zwar bedacht werden, unser eigentliches Bemühen aber gilt dem Bedürfnis nach Sicherheit und den psychosozialen Bedürfnissen, die auch nach Befriedigung basaler Bedürfnisse störanfällig sind.« (Zgola, 1989, S. 31)

Zgola weist aus ihrer Sicht auf einen wunden Punkt der Betreuung von Alzheimer-Kranken, ja der Dementen insgesamt hin: Die Befriedigung der Grundbedürfnisse nach Nahrung, Kleidung und Unterkunft – wie sie auch in

Deutschland immer noch im Mittelpunkt der Altenpflege steht – reicht für ein menschenwürdiges Leben nicht aus. Vielmehr sind mindestens das Bedürfnis nach Sicherheit sowie die psychosozialen Bedürfnisse zu beachten und Hilfen zu ihrer Befriedigung zu geben.

Gerade für Alzheimer-Kranke stellt das Sicherheitsbedürfnis ein zentrales Problem dar. Wie in den voraufgegangenen Kapiteln erörtert, führt die Alzheimer-Krankheit zu Gedächtnisverlust, Wahrnehmungsstörungen, räumlichen Verzerrungen und Orientierungsstörungen und somit zu Existenzangst und Verlust von Geborgenheit. Hierzu schreibt Zgola (1989, S. 32):»Nur in einer ruhigen Umgebung, in der alles vorhersehbar ist und der Kranke akzeptiert wird, kann ein Gefühl von Sicherheit vermittelt werden.«

Gleichermaßen notvoll ist es um die psychosozialen Bedürfnisse bestellt: Das Identitätsgefühl, das Bewußtsein dessen, was man ist, daß man Beziehungen sinnvoll gestalten kann, wird durch die Alzheimer-Krankheit bedroht. Sinnvolle Tätigkeiten, die Bestätigung erfahren und Wertschätzung durch andere, Kontrolle des eigenen Lebens nach innen und außen (Selbstachtung) werden durch die Erkrankung an Morbus Alzheimer naturgemäß stetig geringer. Der Kranke zieht sich wegen seiner zunehmenden Kommunikationsunfähigkeit aus Gesellschaft und Gemeinschaft zurück. Es bleibt die schmerzliche soziale Isolation.

Kann die Kenntnis der Maslowschen Bedürfnishierarchie – wie eingangs vermutet – eine reale Hilfe für Beobachtung und Hilfe im Umgang mit Alzheimer-Kranken sein?

J.M. Zgola (1989, S. 33) formuliert:

»Nach Erkennen dieser Bedürfnisse wird die Bedeutung folgender Tätigkeiten für die Beschäftigungstherapie klar: sich zurechtmachen, leichte Hausarbeit, Hilfe für andere, Gruppengespräche. In diesen einfachen Handlungen drücken die meisten von uns ihre psychosozialen Bedürfnisse aus.«

Die Psychologin Nancy L. Mace, Mitautorin des Bestsellers »Der 36-Stunden-Tag – Die Pflege des verwirrten älteren Menschen, speziell des Alzheimer-Kranken«, ergänzt: »Menschen, die von Berufs wegen für Demente sorgen, sind der Meinung, daß fehlende Aufgaben und Rollen zum Verlust der Persönlichkeiten führen.« (Zgola, 1989, S. 5) Jedes von Abraham Maslow eruierte Bedürfnis drängt nach Befriedigung, setzt also Kräfte frei, Kräfte als Motivation zum Leben.

Ob es gelingt, die noch vorhandenen Bedürfnissignale von Alzheimer-Kranken zu empfangen, zu verstehen und im Sinne der Bedürfnishierarchie ihrer Bedeutung entsprechend einzuordnen, entscheidet also darüber, ob noch vorhandene Lebensmotivation therapeutisch mit eingebunden oder unterdrückt wird.

1.3 Sozialanamnese als Schlüssel zur individuellen Betreuung

Eine wichtige Voraussetzung, Bedürfnissignale richtig entschlüsseln zu können, ist die profunde Kenntnis der Biographie eines Menschen.

Beispiel: Frau B. wird in der zweiten Tageshälfte sichtlich unruhiger. Obwohl es ihr wegen Athrose ungeheure Mühe bereitet, läuft sie unentwegt auf und ab und ruft laut:»Ilse, Ilse, Ilse, ... ! Hast du Ilse gesehen?« Nicht einmal der verlockend gedeckte Abendbrottisch kann Frau B. von ihrer Aufregung abbringen. Ein Biographiegespräch mit den Angehörigen erbringt, daß Frau B. im Krieg Mann und Söhne verloren hat und daß sie sich mit ihrer Schwiegertochter Ilse durchschlagen mußte. Die beiden Frauen haben sich gegenseitig gestützt. – Nun kann Ilse nur noch selten ins Heim kommen. Aufgrund der Alzheimer-Krankheit hat Frau B. ihre Orientierung verloren und damit auch das notwendige Gefühl von Sicherheit. Wie bei vielen Dementen verstärken sich Angst- und Unruhezustände stets zum Abend hin. Frau B. sendet ihre Bedürfnissignale nach Sicherheit und Geborgenheit, die sie laut ihrem Altgedächtnis immer auch in Notsituationen in der Gemeinschaft mit Ilse gefunden hat. Wenn Frau B. jetzt nach Ilse ruft, nimmt eine Mitarbeiterin sie in den Arm und läuft ihren Weg gemeinsam mit ihr, bis Frau B. auch ohne Ilse das Gefühl von Geborgenheit und Sicherheit empfindet. Manchmal gelingt es sogar, »Weggemeinschaften« unter den Heimbewohnern zu stiften.

Das Beispiel zeigt die Wichtigkeit von Biographiekenntnissen über die Kranken. In diesem Sinne schreibt auch Gruetzner:
»Die Sozialanamnese schließt die psychosoziale Vorgeschichte ein sowie eine Einschätzung des Familiensystems [...] und der benötigten Unterstützung.« (Gruetzner, 1992, S. 138)
Biographische Informationen über Geburtsort, Geschwisterzahl, Berufstätigkeit, Kinder, Krankheiten, Hobbys u.v.m. sind wichtige Hilfen, um in der stationären Betreuung die Verwirrten nicht zusätzlich noch zu verwirren. »Verwirrt nicht die Verwirrten« heißt der Titel eines Buches von Erwin Böhm, einem österreichischen Psychiatriepfleger, der seit 20 Jahren um die menschenwürdige Versorgung Dementer kämpft. Er fordert: »Wir müssen die Biographie der Alten bei jedem Kontakt und jedem Schritt im Pflegekonzept

berücksichtigen.« (Böhm, 1989, S. 129) Böhm begründet seine These, die von einer Fülle praktischer Anschauungsbeispielen getragen wird (S. 167):

»Die Aktivierung mittels der Biographie des Patienten ist nicht nur bedeutsam aus der Tatsache heraus, daß es kaum möglich ist, Korrekturen eines Lebenslaufes nachträglich durchzuführen. Jeder Mensch macht immer wieder dasselbe, dieselben Fehler, und Verhaltensstörungen wiederholen sich. Es steht auch fest, daß alte Menschen, die zur gleichen Zeit aufgewachsen sind, [...] dennoch in der Suche nach Glück, Geld etc. jeder für sich in ihrer eigenen, einmaligen Weise reagierten [...].«

Die Kenntnis dieser Einzigartigkeit eines menschlichen Gewordenseins hilft zum Verständnis, auch wenn durch Gedächtnisverlust und Sprachstörungen verbale Verständigungsmöglichkeiten mehr und mehr entfallen. Verständnis aber mindert Streß, Gereiztheit und Aggressionen und fördert eine Begegnung in Achtung und Wertschätzung des anderen.

1.4 Die internistische Diagnose

So wichtig wie eine sorgfältige Sozialanamnese ist eine fachkompetente internistische Diagnose für eine sinnvolle pflegerische und therapeutische Arbeit mit Alzheimer-Kranken. In den Kapiteln II./4 und II./5 wurde aufgezeigt, welche Begleitkrankheiten bei Alzheimer-Demenz auftreten können und wie sie Diagnose und Therapie beeinflussen. Viele der zusätzlich auftretenden Krankheiten sind internistisch behandelbar und müssen nicht noch zusätzlich zur Demenz vom Betroffenen ertragen werden. Hierzu meint Nancy L. Mace (1988, S. 98) am Beispiel des Delirs:

»Delirähnliche Zustände können sich im Rahmen zusätzlicher Erkrankungen (Grippe, kleinere Erkältungen, Pneumonie, Herzerkrankungen, Reaktionen auf Medikamente und viele andere Dinge) entwickeln, und es sieht dann fälschlicherweise so aus, als ob lediglich die Demenz zugenommen hätte. Delire und ihre Symptome schwinden in der Regel, sobald die zusätzliche Erkrankung erfolgreich behandelt wurde.«

Ein besonders häufig vorkommendes Beispiel engster Verwobenheit internistischer mit neurologischen Erkrankungen und extremen psychosozialen Komponenten ist die Inkontinenz alter Menschen, wie Dr. Füsgen, Chefarzt der III. Medizinischen Klinik des Akademischen Lehrkrankenhauses der Uni Düsseldorf, zu berichten weiß:

»Die Hauptursache bei alten Menschen ist eine organische Hirnaffektion, die oft von Hemiplegie oder Demenz begleitet wird. [...]. Brocklehurst (1978) fand, daß die Inkontinenz in 66% der Fälle auf Erkrankungen des zentralen Nervensystems zurückzuführen war.«

Füsgen fährt fort: »Von großer Bedeutung sind beim älteren Patienten oft die Harnwegsinfekte, die immer wieder als Begleitursache eine Inkontinenz mit sich bringen.« (Ebd., S. 39)

Beispiel: Frau P. fühlt sich trotz erheblicher Gedächtnisstörungen und Orientierungsprobleme mit entsprechender Hilfestellung im Bereich ihrer Altenpflegestation wohl. Sie läuft noch selbstständig, lacht öfters, sitzt gerne mit anderen in der Tischgemeinschaft und liebt die Küchenarbeit. Urplötzlich ändern sich ihr Gemütszustand und ihr Sozialverhalten: nächtliche Wanderschaft, mehrere Stürze, bedingt durch Ausrutscher in ihrer Urinlache. Frau P. ist nicht mehr dazu zu bewegen, ihr Zimmer zu verlassen. Angst und innere Unruhe zeichnen ihr Gesicht. Kleidung und Bett sind mit Urin beschmutzt. Der hinzugezogene Arzt meint achselzuckend, mit Inkontinenz im Alter müsse man leben, erst recht bei Dementen. Erst nach hartnäckigen Interventionen des Pflegepesonals wird eine Harnuntersuchung durchgeführt und eine Drang-Inkontinenz als Begleiterscheinung einer Harnwegsentzündung diagnostiziert und internistisch behandelt. Anschließend findet Frau P. mit intensiver Hilfestellung zu ihrem gewohnten Lebensrhythmus zurück.

Angesichts solcher Erfahrung möchte man mit Nancy L. Mace (1988, S. 98) raten:

»Lassen Sie es nicht zu, daß ein Arzt den Patienten nur deshalb nicht behandelt, weil er ›senil‹ oder ›alt‹ ist. Bestehen Sie darauf, daß eine Infektion behandelt und Schmerzen gebessert werden. Da ein dementer Mensch sehr leicht in eine akute Verwirrtheit (Delir) verfällt, ist es wichtig, zusammen mit dem Arzt jede auch noch so kleine Veränderung, wie z.B. eine Erkältung, zu besprechen.«

Sozialtherapeutische Arbeit hat möglicherweise viel mit dem Zustandekommen einer dringend benötigten zuverlässigen internistischen Diagnose zu tun. Daraus lassen sich zwei Aufgaben ableiten:

Zum einen gilt es, die Pflegekräfte in ihrer Beharrlichkeit gegenüber der Ärzteschaft zu ermutigen sowie durch ergänzende Beobachtungen am Bewohner zu unterstützen.

Zum anderen brauchen Angehörige bei der Übersiedlung von Alzheimer-Kranken in ein Heim dringend Beratung über Notwendigkeiten und Möglichkeiten ambulanter ärztlicher Begleitung während des Heimaufenthaltes. Die folgenden Kriterien könnten hierbei hilfreich sein:

Der Arzt, dem sie für eine ständige Betreuung Vertrauen schenken, muß
a) willens und fähig sein, ihnen und dem Kranken die erforderliche Zeit zukommen zu lassen
b) Kenntisse über zur Demenz führende Krankheiten, Anfälligkeit dementer Patienten für andere Erkrankungen, einzusetzende Medikamente und über die Besonderheiten des Delirs besitzen
c) leicht erreichbar sein
d) wenn möglich bereit sein, Überweisungen an Krankengymnasten, Sozialarbeiter und andere Fachleute vorzunehmen (Nancy L. Mace et al., 1989, S. 35).

1.5 Neuropsychologische Tests und psychiatrische Untersuchungen

Konnten wir zuvor die Wichtigkeit internistischer Untersuchungen von Alzheimer-Kranken begründen, so geht es jetzt um die Notwendigkeit neurologischer und psychiatrischer Diagnosen, die helfen sollen, Sekundärerkrankungen bei Alzheimer-Dementen zu erkennen und möglichst zu beheben.

Neuropsychologische Tests untersuchen Besonderheiten der Wahrnehmung und des Erkennens und vergleichen die gewonnenen Ergebnisse mit Normwerten.

Die psychiatrische Untersuchung soll insbesondere das Verhältnis von Demenz und Depression im Einzelfall abklären. Gerade bei älteren Menschen kann eine Depression mit gestörten kognitiven Funktionen wie eine Demenz erscheinen. Die Depression kann aber auch eine Begleiterkrankung der Demenz sein. Im letzteren Fall ließe sich eine spürbare Erleichterung dadurch erreichen, daß die Depression gebessert würde. Im ersten Fall verspricht eine gezielte Behandlung durchgreifende Veränderung. Die Zusammenhänge von Demenz und Depression wurden in Kapitel III.1.3 diskutiert.

1.6 Einschätzung der vorhandenen Kompetenzen

Seit Jahrzehnten ist unser Denken und Handeln in der Begleitung alter Menschen vom Defizitmodell geprägt: Was kann ein Mensch *nicht* mehr? Dies schlägt sich vor allem auch im derzeit gültigen Finanzierungsmodell der Pflegestufen wieder. Erfolge der Rehabilitation in unseren Altenpflegeheimen werden mit Personalkürzungen bestraft, weil die Betreuung in Pflegestufen eingeteilt ist und die Höhe der Pflegestufe sich an der Anzahl der Defizite eines alten Menschen orientiert. Je mehr Defizite nachgewiesen werden können, um so mehr Geld (= Personal) kann beansprucht werden.

Dessenungeachtet sollen uns im Umgang mit dem Alzheimer-Kranken trotz Zunahme der Defizite die jeweils noch vorhandenen Fähigkeiten bei unserer therapeutischen und pflegerischen Arbeit leiten.

Der Verfasser teilt die Meinung von Dr. Erich Grond (1987, S. 26), Professor für Sozialmedizin, wenn er formuliert:

»Meines Erachtens geht es im Alter nicht um Langlebigkeit, Überleben um jeden Preis (Intensivmedizin), nicht um ›erfolgreiches‹ Altern im Sinne der Aktivitätserwartungen, sondern um Lebensqualität, lebenswertes Leben und Zufriedenheit. Wohlbefinden im Alter ist abhängig von der Freude bei alltäglichen Verrichtungen [...].«

Freude an alltäglichen Verrichtungen hat aber nur, wer nicht ständig unter- oder überfordert wird. Darum ist die individuelle Beurteilung der Leistungsfähigkeit des einzelnen und die Ausrichtung von Pflege und Therapiekonzept an seinen Kompetenzen von fundamentaler Bedeutung für das Wohlbefinden des Dementen.

Es gilt, die für den Kranken günstigsten Bedingungen herauszufinden, unter denen er ein Maximum an Unabhängigkeit erreicht.

Zum Katalog der Beurteilungen, so wie Zgola ihn vorstellt, gehören die Überprüfung und Einschätzung von:

- Sinneswahrnehmungen
- Muskelkraft
- Beweglichkeit/ Gleichgewichtssinn
- Mobilität (Gehfähigkeit, Fähigkeit, Hindernisse zu überwinden)
- Selbstversorgung (Ankleiden, Essen, persönliche Hygiene, Sichschminken und -frisieren, Toilettengang)
- Benutzung von Transportmitteln
- Umgang mit Geld
- Verhalten und zwischenmenschliche Beziehungen (affektiver und emotionaler Zustand, Kommunikationsfähigkeit, soziale Kontakte, familiäre Bindungen, Urteilskraft und Einsicht)
- kognitive Funktionen wie Gedächtnis, Orientierung, Konzentration (Zgola, 1989, S. 22ff.).

Im Anhang A findet sich ein ausführlicher Auszug aus dem Formular eines Beurteilungsprotokolles, wie es bei Zgola zu finden ist.

Wohlbefinden im Alter ist insbesondere für den Alzheimer-Kranken abhängig davon, ob die Umwelt seine vorhandenen Kompetenzen richtig einschätzt, ob Fachleute Untersuchungen verantwortlich handhaben, ob an der Sozialanamnese die richtigen Informanten beteiligt sind und ob alle miteinander sich von den Bedürfnissen des Betroffenen leiten lassen.

2. Die Angehörigen der Erkrankten

Die zweite unmittelbar betroffene Zielgrupe sozialtherapeutischer Arbeit mit an Morbus Alzheimer Erkrankten im Heim sind die Angehörigen. Ihr Verständnis von der Krankheit, ihre emotionale Beziehung zu den Erkrankten, ihre Erwartungen und ihr Verhalten haben unmittelbaren Einfluß auf die Lebenssituation der Kranken. Die Angehörigen sind in den allermeisten Fällen auch die wichtigsten Informationsträger bei der Erstellung der Sozialanamnese. Ihre profunde Kenntnis über Verhaltensdetails der Dementen resultieren oft aus jahrelanger aufopfernder Pflege zu Hause, die der Heimaufnahme vorausgegangen ist.

2.1 Rollenidentität und Rollentausch

Edda Klessmann hat für das zentrale Problem zwischen dement werdenden Eltern und ihren Kindern einen sehr treffenden Buchtitel formuliert: »Wenn Eltern Kinder werden und doch die Eltern bleiben« (vgl. Klessmann, 1992). Sie beschreibt in sehr eindrucksvoller Weise, wie Rollenidentität und Rollentausch bei erkrankten Eltern und ihren Kindern in den einzelnen Phasen einer Krankheitsgeschichte erlebt und bewältigt werden, und wie eben jene Bewältigung die Kinder an die Grenzen ihrer seelischen und körperlichen Kräfte führt.

»Die typische Alzheimer-Paradoxie wird hier [...] als Doppelbotschaft deklariert. Sie lautet: Helft mir, ich verstehe die Welt nicht mehr – nein, nein, ich kann das alles noch alleine!« (Klessmann, 1992, S. 54) Einerseits führt der unerbittliche Abbau kognitiver Fähigkeiten zu einer zunehmenden Hilfsbedürftigkeit: Kinder werden immer umfangreicher zu Verantwortungsträgern für das Leben ihrer eigenen Eltern. Andererseits gibt es eingeübte Verhaltensmuster aus vergangenen Jahren, die von den Eltern noch nicht abgelegt sind. Aber auch die Kinder tun sich schwer, Eltern ihrer Eltern zu werden. Massive psychische Erkrankungen bei diesen »Kinder-Eltern« sind nicht selten und haben ihrerseits wieder unmittelbare Rückwirkungen auf das Befinden der dementen Eltern.

Beispiel: Herr H. ist bei Heimaufnahme körperlich recht rüstig. Sein 68jähriger Sohn leidet unter einer Depression und ist am Ende seiner physischen Kräfte. Herr H. ist zeitlich, örtlich und situativ nicht orientiert. Da er überdies auch nicht mehr rechnen und schreiben kann, besorgt sein Sohn schon seit längerem die Bankgeschäfte; was Herr H. jedoch regelmäßig vergißt. Deshalb bezichtigt er seinen Sohn der Veruntreuung, wann immer sie sich treffen. Durch eine brillante Fassade erweckt Herr H. zwischenzeitlich immer mal wieder den Eindruck, als könne er sein Leben selbst organisieren. Sein Sohn, der ihn über Jahre hinweg besser kennt, reagiert auf solch dominantes Verhalten seines Vaters wie ein eingeschüchterter Schuljunge. Dieser andauernde paradoxe Rollenkonflikt hat den Sohn in die Depression getrieben.

Der Sohn von Herr H. soll einerseits stellvertretend für den Vater handeln, andererseits will der Vater die dringend benötigte Hilfe nicht zulassen. Klessmann (S. 55) meint dazu:

»Eine prinzipielle Auflösung der paradoxen Situation, daß die Kinder hier die Elternrolle übernehmen müssen, ist nicht möglich, weil die Beziehungen zwischen den Kranken und ihren Angehörigen infolge des hirnorganischen Abbauprozesses immer mehr dahin tendieren, daß letzere für die ersteren tatsächlich Verantwortung übernehmen müssen. [...] Immer wieder durchbrechen und stören die alten Gewohnheitsmuster den Aufbau einer neuen Beziehungsordnung mit einer klaren Umverteilung der Verantwortung. Potenziert wird diese Sprunghaftigkeit nicht nur durch die Unverständigkeit der Jüngeren gegenüber einem solchen Rollenwechsel.«

Was hier an dem Beispiel von Kindern und Eltern exemplarisch beschrieben ist, gilt natürlich in nicht weniger bedrückender Weise für das Verhältnis von Eheleuten, bei denen einer dement wird. Zunehmend umfangreicher muß der Ehe*partner* die Elternrolle übernehmen. Aber auch entferntere Verwandte, Freunde oder gar Nachbarn sind in solcher Elternrolle anzutreffen.

Sie alle bringen bei der Heimaufnahme ihre Rollenidentitäten und Rollenkonflikte mit in die soziale Situation einer Bewohnergruppe. Diese Rollenkonflikte sind mit Heimaufnahme eines bisher zu Hause Betreuten manchmal entschärft, jedoch nie aus der Welt. Hier definiert sich ein weiterer Bereich sozialtherapeutischer Arbeit.

2.2 Die Schuldfrage

Oft ist bei Angehörigengesprächen vor Aufnahme eines Dementen in die stationäre Einrichtung ihre Rechtfertigung, warum diese Übersiedlung keine Abschiebung sei, ein zentrales Thema. Viele Angehörige werden von einem starken, subjektiven Schuldempfinden gepeinigt: »Habe ich alles mir Mögliche für meine Eltern getan?« »Werden die Nachbarn jetzt denken, ich wolle meinen Mann abschieben, um endlich frei zu sein?« Klessmann sieht vor allem bei den weiblichen Angehörigen massive Schuldfragen vorhanden (S. 74):

»Spricht man mit weiblichen Alzheimer-Angehörigen, so nimmt die Schuldfrage bei den (Schwieger-)Töchtern/ Ehefrauen einen großen Raum ein, und es wird immer wieder deutlich, wie wenig der Verstand dabei zu sagen hat, wie stark vielmehr Emotionen und manchmal geradezu irrationale Vorstellungen eine Rolle spielen. Viele der Frauen, die ihre Eltern pflegen, sagen, daß sie selber solche Opfer von ihren Kindern nie annehmen möchten, d.h. für sich selber würden sie ohne weiteres die Heimlösung akzeptieren, aber sie bekommen es nicht fertig, das ihren Eltern ›zuzumuten‹.«

Diesem Schuldempfinden ist also sehr schwer durch rationale Argumente beizukommen. Meistens sind es die Belastungsgrenzen, die dann doch zwingen, den kranken Angehörigen ins Heim zu geben. Hilfe bei diesem irrationalen Schuldempfinden kann nur das miterlebte Wohlbefinden des Erkrankten bringen. Die Angehörigen sind also in das Umfeld stationärer Altenhilfe so einzubeziehen, daß dieses Miterleben möglich wird. Gleichzeitig brauchen sie aber auch eine Aufarbeitung ihrer Schuldgefühle, damit befreite und befreiende Begegnungen mit ihrem kranken Verwandten wieder ermöglicht werden.

2.3 Zwischen Erwartung und Ohnmacht

Von den Überforderungen, Grenzen und Konflikten, die bei Angehörigen zur Ohnmacht führen, war ausführlich die Rede. Nun bringen die meisten ihre kranken Familienangehörigen ja gerade in einer solchen Ohnmachtssituation in die Häuser stationärer Hilfe mit der Erwartung, daß sich die Lebenssituation des Erkrankten wie die seiner bisherigen Umgebung deutlich verbessert. Schließlich sind ja im Heim Professionelle am Werk, die dafür teuer bezahlt werden. Nicht selten werden die zuvor beschriebenen Schuldgefühle durch überzogene Forderungen der Fürsorge an die Adresse der Profis kompensiert. Über deren Situation wird im kommenden Kapitel zu sprechen sein.

Erfreulicherweise gibt es aber auch die anderen Angehörigen, die durch eigene Ohnmacht zum Realismus des Möglichen geführt wurden. Diese Angehörigen sehen die Grenzen des tatsächlich Machbaren, erwarten keine Wunder und unterstützen die Arbeit der Hauptberuflichen nach Kräften; sie streben Kooperation an und freuen sich über die endlich gefundene Entlastung.

Einer dritten Gruppe Angehöriger ist das Wort Ohnmacht ein Fremdwort. Sie haben sie nie selbst erlebt. Sie wissen, daß es für »Betriebsunfälle menschlichen Lebens« Institutionen gibt, an die die Gesellschaft die Aufgabe der Fürsorge gegen Geld delegiert hat. Und diese Institutionen werden bei Bedarf in Anspruch genommen. Diese Angehörigengruppe kennt zwar nicht die Ohnmacht, wohl aber hat sie Erwartungen. Sie erwartet, daß ihr bisheriges Leben ohne Belästigungen weitergehen kann und sie sich zur von ihr selbst gewählten Zeit von der ordnungsgemäßen Dienstleistung »Altenpflege« überzeugen kann. Angehörigenarbeit hat also mit der ganzen Fülle menschlicher Ohnmacht und Erwartungen zu tun.

3. Die Mitarbeiter

Mitarbeiter in der Betreuung dementer alter Menschen, das sind in Deutschland: hauswirtschaftliche Hilfskräfte, examinierte Altenpflegerinnen und Krankenschwestern, Pflegehelferinnen, Zivildienstleistende, Praktikanten, Sozialarbeiterinnen, Krankengymnasten, Ergotherapeuten, Altentherapeuten, Diplompädagogen, Sozialpädagogen, Schwesternhelferinnen u.a.m.

Der Verfasser dieser Arbeit besuchte auf Einladung des dänischen Sozialministeriums verschiedene therapeutische Altenzentren in Dänemark. Anläßlich dieser Studienreise war zu erfahren, daß Dänemark die Anzahl der mit Pflege und Betreuung alter Menschen betrauten Berufsgruppen stark verringert und außer wenigen Fachtherapeuten auf zwei konzentriert hat: Die Sozial- und Gesundheitshelfer und Sozial- und Gesundheits-Assistenten.

Die neue Berufsbezeichnung »Sozial- und Gesundheits-*Assistenten*« spiegelt das berufliche Selbstverständnis wider und verdeutlicht, wer in dem partnerschaftlichen Verhältnis von Hilfebedürftigem und Helfer den Ton angeben soll.

3.1 Die hilflosen Helfer

Partner und *Assistent* eines hilfsbedürftigen Menschen – zumal eines Alzheimer-Dementen – sein setzt ein hohes Maß an Persönlichkeitsstärke und psychischer Kraft voraus. Es fordert vom Helfer, nicht in die Rolle des Bevormundenden zu verfallen, obgleich das Krankheitsbild der Orientierungslosigkeit ständig dazu verleiten mag.

Als wesentlichen Grund für die Neigung, Hilfebedürftige zu bevormunden, nennt Wolfgang Schmidbauer (1977, S. 22 f.) das in helfenden Berufen weit verbreitete Helfer-Syndrom:

»Das Helfer-Syndrom ist eine Verbindung charakteristischer Persönlichkeitsmerkmale, durch die soziale Hilfe auf Kosten der eigenen Entwicklung zu einer starren Lebensform gemacht wird. Die Grundproblematik des Menschen mit dem Helfer-Syndrom ist die an einem hohen, starren Ich-Ideal orientierte soziale Fassade, deren Funktionieren von einem kritischen, bösartigen Über-Ich überwacht wird. Eigene Schwächen und Hilfsbedürftigkeit werden verleugnet.«

Schmidbauer führt diese Persönlichkeitsentwicklung auf elementare Kindheitserfahrungen zurück, in denen eine tiefe Kränkung des Selbstwertgefühls erlebt wurde: die Erfahrung, nicht um seiner selbst willen, sondern nur seiner Leistung willen geliebt zu werden.

Das aus dem frühkindlichen Mangelerlebnis resultierende eigene Bedürfnis nach Zuneigung und Geborgenheit, das nicht akzeptiert wird, wird im Idealbild einer aufopferungsvollen Persönlichkeit kompensiert und auf andere übertragen. Der Helfer versucht, andere so zu behandeln, wie er selber gerne behandelt werden möchte. Dieses Verhalten führt in der stationären Altenhilfe zu Überversorgung, institutioneller Regression und Reglementierung.

»In diesem Anpassungsprozeß wird der Patient passiv, brav, affektiv versandet [...]. Zugleich vermittelt er in seiner Hilflosigkeit und Passivität den Helfern das Gefühl, unentbehrlich zu sein.« (Schmidbauer, 1977, S. 169)

Daß in einem solchen Verhältnis nicht die Bedürfnishierarchie des Erkrankten – in unserem Fall die des Alzheimer-Dementen – im Mittelpunkt steht, bedarf sicherlich keiner sonderlichen Erläuterung.

Diese Hilflosigkeit als Unfähigkeit zu einer bewohnerzentrierten Pflegeplanung und Betreuungshandlung ist nicht nur *die* Ursache für mangelnde Therapieerfolge im Umgang mit Alzheimer-Kranken, sondern führt auch in der Kolleginteraktion und gegenüber Angehörigen zu massiven Spannungen:

- Verdeckte oder unterdrückte Aggression, die die »aufopferungsvolle Fassade« des Über-Ich gegenüber Heimbewohnern verbietet, entlädt sich gegen »störende« Angehörige.
- »Adoptierte« Bewohner werden gegen die »Einmischung« anderer Kollegen verteidigt, damit der alleinige Anspruch auf Dankbarkeit von seiten dieses Bewohners gesichert bleibt.
- Helfersyndrom-Persönlichkeiten sind von der Angst getrieben zu versagen, schlechter als die Kollegen wegzukommen. Das macht sie neidisch, mißtrauisch, eifersüchtig.

Hilflosigkeit unter den Mitarbeitern im stationären Bereich hat ihre Ursachen also nicht nur in Bedingungen, die von außen kommen, wie etwa die Zunahme der Pflegebedürftigkeit, zuwenig Personal, überhöhte Erwartungen von

Angehörigen (Kapitel IV. 2.3), sondern oft auch in den Persönlichkeitsstrukturen und Biographien der Mitarbeiter selber. Vielfach ist die Therapie der Mitarbeiter die beste und wichtigste sozialtherapeutische Arbeit an Alzheimer-Kranken, die vorrangig zu leisten ist.

3.2 Persönliche Voraussetzungen und Arbeitsmotivation

Die Situation der dritten unmittelbar betroffenen Zielgruppe sozialtherapeutischen Handelns an Alzheimer-Kranken ist sicherlich nicht mit den Begriffen »Hilflosigkeit« und »Helfersyndrom« auskömmlich beschrieben.

Die objektiv ständig steigenden Anforderungen an Mitarbeiter in der stationären Altenhilfe verdeutlichen, welch hohes Maß an Flexibilität, Bereitschaft zur Weiterbildung und physischer wie psychischer Belastbarkeit ihnen abverlangt wird. In deutschen Pflegeheimen wird heute ungeheuer anstrengender und wertvoller Dienst am Menschen geleistet.

Helmut Voss nennt in seinem Bemühen um Theorie und Praxis individueller Altenpflege einen Katalog zur Erweiterung *persönlicher* und *fachlicher Voraussetzungen*, wie sie heute von Mitarbeitern stationärer Altenhilfe gefordert werden. Nennen wir zunächst einige fachliche Aspekte:

– Wirkungsweise und Anwendung neuer Arzneimittel
– Bedienung medizinisch-technischer Apparaturen
– Verbesserung der Lagerungs- und Mobilisierungstechniken
– Einführung neuer Techniken der Wundversorgung
– Techniken der Krankenbeobachtung
– Erkennen von Krankheitsmerkmalen
– Verbesserung der Stationsorganisation
– Einführung neuer Grundpflegetechniken
– Verbesserung der Stationshygiene (Voss, 1990, S. 86).

Neben der fachlichen Kompetenz der Mitarbeiter, wie sie hier insbesondere mit Blick auf Pflegemitarbeiter angesprochen ist, stellt sich die Frage nach menschlichen Voraussetzungen, der Persönlichkeit des Mitarbeiters.

Helfen, so scheint es, bedeutet hier die Vermittlung von Grundvoraussetzungen mitmenschlichen Umgangs, wie:

– Einfühlungsvermögen
– Mitleidensfähigkeit
– Toleranz
– Belastbarkeit

- Dialogbereitschaft
- Gerechtigkeit
- Gleichberechtigung.

»Aber auch solche Tugenden, werden sie dem Heimpersonal vermittelt, sind viel zu allgemein, sollen sie tatsächlich etwas für die besonderen Verhältnisse des alten Menschen bewirken, [...]. Gefragt ist folglich nach einer inneren Haltung, [...] die von der Person des Bewohners aus denkt und nicht von dem sachlichen Drumherum sich bestimmen läßt. Eine solche Haltung bezeichnen wir als Arbeitsmotivation.« (Voss, 1990, S. 87)

Diese Form der Arbeitsmotivation schafft im Unterschied zu der des Helfersyndroms einen Geist der Kooperation zwischen Hilfesuchenden und Mitarbeiter sowie unter den Mitarbeitern. Das Ergebnis sind gutes Betriebsklima und Arbeitszufriedenheit.

Motivationssteigernd wirken sich Anerkennung durch Kollegen und Leitung, Kompetenzerweiterung, Wahlmöglichkeiten für individuelle Arbeitsschwerpunkte, Mitbestimmung, selbstbestimmte Arbeitsorganisation, Delegierung von Verantwortung und andere Faktoren aus, die es in Kapitel V.3.3 näher zu diskutieren gilt.

4. Die nicht dementiell erkrankten Mitbewohner

Die nicht dementiell erkrankten Mitbewohner in einem Altenpflegeheim sind vor Mitarbeitern und Angehörigen die Gruppe, die wohl rund um die Uhr am intensivsten vom Wohlbefinden der Dementen abhängig ist. Sie leben 24 Stunden am Tag miteinander unter einem Dach. Anderseits wirken sich die Einstellung der Nicht-Dementen, ihr Wissen um Krankheitsbilder und Verhaltensursachen unmittelbar auf das Lebensumfeld und die Freiräume der in der Nähe lebenden Dementen aus.

Die wenigsten Heime bieten heute schon eine Tagesgruppe für dementiell Erkrankte an. In den meisten Heimen leben Demente und geistig Gesunde ganztägig auf derselben Station, demselben Flur, manchmal sogar im selben Zimmer zusammen. Hier können Gesunde beruhigend wirken, durch gute Beobachtung zur Unfallverhütung beitragen, den Dementen ein Gefühl von Geborgenheit vermitteln. Alter und oft massive körperliche Behinderung stecken solchen edlen Bemühungen aber sehr bald auch enge Belastungsgrenzen bei den geistig Gesunden.

4.1 Die sich ändernde Klientel

Wer in der Praxis der alltäglichen Altenpflege steht, erfährt unübersehbar, mit welcher Geschwindigkeit die Pflegebedürftigkeit in den Altenheimen zunimmt. Immer mehr Altenwohnheime werden schneller, als sie sich baulich, organisatorisch und personell darauf einstellen können, zu Altenpflegeheimen.

Vergleichszahlen zur Entwicklung der Zahl der 60- bis 90jährigen Hilfeabhängigen in Tausend für die Jahre 1950–2000 in der BRD (Altländer) können dies verdeutlichen:

Hilfsbedürftigkeit	1950	1970	1984	2000*
Abhängigkeit[1]	330	586	790	741
Hilfsbedürftigkeit[2]	855	1465	1689	1731
Zwischensumme	1185	2051	2479	2472
Risikogruppe[3]	1319	2191	2372	2506

* Der geschätzte Bevölkerungsrückgang von 1981–2030 auf 56,9 Mill. wurde berücksichtigt.
1 Personen, die sich nicht selber versorgen können.
2 Personen, die sich nur mit fremder Hilfe versorgen können.
3 Personen, die sich mit Schwierigkeiten selber versorgen können.
(Garms-Homolova u.a., 1983, S. 268)

In ihrem zweiten Landesaltenplan für NRW (Stand Januar 1991) kommt die Landesregierung bezogen auf die gerontopsychiatrisch veränderten Menschen zum Schluß:

»Der Anteil der ernsthaft psychiatrisch Erkrankten liegt dabei nach internationalen Erfahrungswerten bei über 20 v. H. in der Altersgruppe der 80- bis unter 90jährigen und bei über 30 v. H. bei den über 90jährigen.« (MAGS, 1991, S. 61)

Mit diesen dramatischen Entwicklungen verändert sich natürlich auch die Lebenssituation geistig gesunder Altenheimbewohner drastisch. Helmut Voss meint hierzu:

»Daß die Zunahme der Hilfsbedürftigkeit alter Menschen gesellschaftliche Veränderungen in der Struktur des klassischen Angebots an ambulanten und stationären Maßnahmen erzwingt, ist sicherlich nicht ungewöhnlich; daß aber diese Erweiterung der Hilfsangebote sich gegen eine frühzeitige Unterbringung in Alten- und Pflegeheimen auswirkt, erscheint relativ neu [...].« (Voss, 1990, S. 143)

Das Eintrittsalter für den Eintritt in ein Alten- und Pflegeheim wird ständig höher. Da mit zunehmendem Alter der prozentuale Anteil an psychiatrisch Erkrankten steigt, wird das ehemalige Altenheim zusehends zum Pflegeheim mit hohem gerontopsychiatrischen Anteil.

4.2 Das fremde Leid und die eigenen Begrenzungen

Immer weniger Leichtpflegebedürftige in einem Heim sehen sich einer zunehmend größeren Zahl Schwerpflegebedürftiger und Dementer gegenüber. Von den dann sehr verständlichen physischen und psychischen Belastungsgrenzen der geistig Gesunden war bereits die Rede. Es stellt sich aber noch ein anderes Problem:

Beispiel: Herr K. wohnt seit Jahren im Altenwohnbereich eines Hauses, das auch eine Pflegestation hat. Gedächtnis und Orientierung sind inzwischen so weit verlorengegangen, daß Herr K. ohne Hilfe nicht mehr pünktlich zu den Mahlzeiten in den gemeinsamen Speiseraum findet. Auch verwechselt er manchmal den Tag-Nacht-Rhythmus und klopft an fremden Türen. Bei all dem ist er aber meistens freundlich, ja höflich. Da Herr K. auch an einer Sehschwäche leidet, fällt ihm hin und wieder bei den Mahlzeiten etwas vom Teller. Eine sehr vergeßliche, stark gehbehinderte, inkontinente Dame, die bei Tisch Herr K. gegenübersitzt, faucht ihn an: »Wenn das mit Ihnen so weitergeht, dann sorge ich dafür, daß Sie nach oben [Pflegestation] kommen, wo die anderen Bekloppten sind. So etwas wie Sie paßt nicht zu uns hierher.« – Und dabei haben beide doch in diesem Haus schon viele Jahre lang gemeinsam bessere Zeiten gesehen.

Fremdes Leid ist offensichtlich schwer zu ertragen, wenn es einem selber Mühe macht oder belästigt. Aber noch schwerer ist zu ertragen, täglich in dem anderen die möglichen eigenen Behinderungen der Zukunft zu sehen. So verteidigt jene Frau, was sie meint, daß ihr noch verblieben sei: den klaren Geist. Und merkt nicht, wie hochgradig vergeßlich sie selbst schon ist. – Oder doch? Sozialtherapeutische Arbeit mit Alzheimer-Kranken in ihrer Lebensumgebung Altenheim heißt vermitteln und informieren auch unter den Bewohnern. Es heißt aber auch, Menschen an der Schwelle zur Demenz Angst nehmen, Hilflose voreinander schützen und den geistig Gesunden ein Forum des Austausches und der Anregung schaffen, das frühere Bewohnergenerationen noch viel stärker aneinander haben konnten.

5. Chancen und Grenzen für sozialtherapeutische Arbeit in stationärer Altenpflege

Nachdem nun die vier wichtigsten Zielgruppen für sozialtherapeutische Arbeit an Alzheimer-Kranken im Heim angesprochen sind, gilt es nach Voraussetzungen, Rahmenbedingungen, Chancen und Erfahrungen der Verwirklichung solcher Arbeit zu fragen. Gegenwärtig wird das Thema sozialtherapeutische Arbeit in der stationären Altenpflege viel zu oft auf die Berufsgruppen der Sozialarbeiter, Sozialpädagogen und Altentherapeuten begrenzt diskutiert.

Ab dem 1. Januar 1990 hat der Landschaftsverband Rheinland für die Beschäftigung von Mitarbeitern in gruppenübergreifenden sozialen und therapeutischen Diensten einen pflegeunabhängigen Personalschlüssel gewährt, der für ein Haus mit 100 Betten ca. 2,5 Planstellen ausmacht. Auf diese Planstellen sollen vornehmlich Sozialarbeiter, Sozialpädagogen, Ergotherapeuten, Krankengymnasten oder andere Fachtherapeuten, Diplompädagogen und, bei nachweislich besonderer Qualifikation, vereinzelt auch Altenpfleger eingestellt werden. Damit übernahm der Landschaftsverband Rheinland auf diesem Gebiet eine Vorreiterrolle.

Auf der Jahrestagung des Fachverbandes Altenpflege im Verband der Rheinischen Diakonie 1992 in Bonn wurde eine erste Zwischenbilanz über Erfahrungen, Chancen und Grenzen mit den neuen Möglichkeiten sozialer und therapeutischer Arbeit im Altenheim gezogen. Das Ergebnis war so vielfältig wie die rund 600 Einrichtungen, die vertreten waren. Mit Blick auf die Betreuung Dementer wußten vereinzelte Vertreter von der Einrichtung einer Tagesgruppe und erfreulicher Zusammenarbeit zwischen Sozialarbeitern, Therapeuten und Pflegekräften zu berichten. Manche Heimleitungen klagten über mangelnde Praxiserfahrung ihrer Therapeuten im Umgang mit Dementen. Manche Therapeuten beklagten die mangelnde Kooperationsbereitschaft der Heimleitungen. Pflegemitarbeiter klagten über Leitungen, die ihnen einfach Therapeuten und Sozialarbeiter »von außen vorsetzen«. Konsens bestand bei der Versammlung darüber, daß keiner dem Landschaftsverband die zusätzlichen Stellenschlüssel zurückgeben wollte, erste Erfahrungen gemacht worden seien und man miteinander auf dem Weg zu einer erfolgreichen sozialen und therapeutischen Arbeit in der stationären Altenpflege noch viel zu bewältigen habe.

6. Versuch einer zusammenfassenden Beschreibung von Zielen und Inhalten einer sozialen und therapeutischen Arbeit an dementiell Erkrankten und deren Umfeld

Planstellen allein machen offensichtlich keine sozialtherapeutische Arbeit aus; nicht einmal die fachkompetente Besetzung der Stellen mit Sozialarbeitern, Therapeuten oder Altenpflegern. Es scheint, daß soziale und therapeutische Arbeit in der stationären Altenhilfe nur als Gemeinschaftswerk aller an Pflege und Betreuung alter Menschen Beteiligten zu realisieren ist. Sozialtherapeutische Arbeit mit Alzheimer-Kranken ist somit kein Katalog einzelner voneinander unabhängiger Veranstaltungen mit Dementen, zu deren Beschäftigung und Unterhaltung und zur stundenweisen Entlastung von Pflegepersonal und Mitbewohnern. Sie ist vielmehr Integration aller Mitarbeiter, Angehörigen und Mitbewohner in ein ganzheitliches Pflege-, Betreuungs- und Lebenskonzept, das sich an Eigenkompetenz und Bedürfnissen der erkrankten alten Menschen orientiert. Dabei muß die Gestaltung eines Alltags im Vordergrund stehen, der sein Gepräge von dem Wissen um persönliche Biographien bekommt. Kontinuierliche Bezugspersonen strukturieren den Tagesablauf im Zusammenleben mit den dementiell Erkrankten und schaffen so Orientierung, ein Gefühl von Sicherheit und Geborgenheit. Fachkompetente Betreuung von Mitarbeitern und Angehörigen ist dabei genauso entscheidend wie die Schaffung behindertengerechter und kommunikativer Räumlichkeiten. Wer diesen Inhalten und Zielen sozialtherapeutischer Arbeit zustimmt, kann sie ernsthaft nicht einer Berufsgruppe oder einzelnen Berufgruppen im Altenpflegeheim als deren Spezialgebiet zuweisen wollen. Diese sozialtherapeutische Arbeit am dementen Menschen bleibt aufgrund der in den vorangegangen Kapiteln entfalteten Interdependenzen gemeinsamer Auftrag an alle Berufsgruppen in der stationären Altenpflege, wobei jedes Fachgebiet seinen Schwerpunkt hat.

V Drei klassische Handlungsebenen sozialer Arbeit als Struktur für sozialtherapeutisches Handeln an den vier unmittelbar betroffenen Zielgruppen von Alzheimer-Kranken im Heim

C.W. Müller beschreibt in seiner Methodengeschichte »Wie Helfen zum Beruf wurde« die klassischen Methoden sozialer Arbeit: Einzelfallhilfe, Gruppenarbeit und Gemeinwesenarbeit, wie sie sich seit dem ausklingenden 19. Jahrhundert aus karitativer Mildtätigkeit zu professionellem Handeln entwickelt haben (C.W. Müller 1991 und 1992, Bd. 1 und Bd. 2). Mit Blick auf die bereits diskutierte Komplexität der durch den Verlauf der Alzheimer-Krankheit bedingten einschneidenden psychosozialen Veränderungen beim Betroffenen und seiner Umwelt sowie ihre bedeutende gesellschaftspolitische Relevanz gilt es, auf allen drei klassischen Handlungsebenen sozialer Arbeit zu agieren. Im voraufgegangenen Kapitel wurde ausführlich diskutiert, wie notwendig die Einbeziehung der Angehörigen, Mitarbeiter und Mitbewohner in ein therapeutisches Gesamtkonzept für Alzheimer-Demente ist, ja wie Hilfe für diese Umfeld-Zielgruppen schon die beste Therapie für die Erkrankten sein kann. So soll nun im folgenden untersucht werden, wie Einzelfallhilfe, Gruppenarbeit und Gemeinwesenarbeit mit dementiell Erkrankten, ihren Angehörigen, den Mitarbeitern und den Mitbewohnern in einem Heim integrativ und konkret Gestalt gewinnt, damit sozialtherapeutische Arbeit an Dementen erfolgreich sein kann. Praktische Beispiele aus dem Arbeitsumfeld des Verfassers sollen auch hier wieder zur Veranschaulichung dienen. Zentrale Ansatzpunkte wurden ausgewählt, da nicht alle denkbaren Beispiele sozialtherapeutischer Arbeit hier diskutiert werden können. Zur Vertiefung sei auf die weiterführende Literaturliste verwiesen.

1. Sozialtherapeutische Einzelbetreuung

Diese in der Regel personalintensivste Form sozialer Arbeit fragt auf der Basis einer gründlichen Sozialanamnese nach Möglichkeiten der Beratung und Einzeltherapie.

1.1 Die dementiell Erkrankten

Gerade auf dem Gebiet der Beratung muß sich sozialtherapeutische Einzelbetreuung von Dementen an den mentalen und psychischen Grenzen ihrer Klientel orientieren. Wie kann bei Abnahme mentaler und kognitiver Kompetenzen Einzelbetreuung konkret zur Einzelbegleitung werden?

1.1.1 Richtiges Einsetzen noch verbliebener Kräfte

Hilfreiche Einzelbegleitung – so wurde in Kapitel IV.1. entfaltet – ist nur in der Orientierung an Bedürfnissen und verbliebenen Kompetenzen des Betroffenen möglich. Früher erlernte Fähigkeiten mit einfachen sensorischen und motorischen Anforderungen, die Neigung, sich zu wiederholen, das Langzeitgedächtnis sind bei der Erstellung eines Tagesprogramms wichtige Orientierungsmarken. Auch bleibt die emotionale Ansprechbarkeit während des Krankheitsverlaufs lange erhalten. Viele gewohnte Fähigkeiten sind auf spezifischen Reiz abrufbar, wie das folgende Beispiel zeigt:

Beispiel: Frau R. konnte wegen schwerer Gangunsicherheiten nur noch am Geländer entlang und mit fremder Hilfe laufen. Auch war sie über die sprachliche Kommunikation kaum noch zu einer gezielten Handlung zu bewegen. Sie selbst litt unter starken Wortfindungsstörungen.
Als sie jedoch, im Stationswohnzimmer sitzend, einen Wiener Walzer im Radio hörte und ein Mitarbeiter mit ausgestreckten Armen auf sie zuging (sie zu begrüßen), stand Frau R. auf, ging sicheren Schrittes auf den Mitarbeiter zu und tanzte Walzer mit ihm.
Frau R. hatte schon als junges Mädchen leidenschaftlich gern getanzt, und Wiener Operetten waren ihr Hobby.

Auch Zgola (1989, S. 27) weiß ähnliches zu berichten:

»So kann es vorkommen, daß ein Kranker (sogar) noch Klavier spielt, obgleich er schon seit längerem einfachere Dinge nicht mehr tun kann. Die noch vorhandenen Fertigkeiten sollten in das Trainingsprogramm einfließen.«

Der Sinn für Rhythmik bleibt wohl lange Zeit erhalten. Rhythmische Fähigkeiten wie Tanzen, Musikhören, Laubsägen ... zeigen eine stark motivierende und aufmunternde Wirkung in der Alzheimer-Betreuung. Auch ist zu beobachten, daß deutliche rhythmische Sprechweise von dem Kranken besser verstanden wird als gleichförmiges Reden.

Aber nicht nur der Sinn für Rhythmik ist als sensorische Grundfunktion im Krankheitsverlauf noch länger erhalten, sondern auch »[...] Geruch, Berührung und Geschmack benötigen keine Interpretation. Deshalb sind derartige grundsensorische Reize für die Kranken geeignet.« (Zgola, 1989, S. 28)

Auch motorische Grundfunktionen wie muskuläre Kontrolle, Geschicklichkeit und Kraft stehen in der Regel zur Verfügung. Das Langzeitgedächtnis ist dann eine große therapeutische Hilfe, wenn über die Erinnerung die Identität der Person in der eigenen Geschichte als Orientierungshilfe erlebt werden kann. Zur destruktiven Überforderung kann jedoch die ständige Erinnerung an Fähigkeiten werden, die in der Gegenwart nicht mehr geleistet werden können.

Für das richtige Einsetzen verbliebener Kräfte ist das Erkennen dieser Kräfte genauso wichtig wie das Wissen um Grenzen der Überforderung.

»Der Alzheimer-Kranke hat nur eine begrenzte Kapazität, Reize zu verarbeiten und die wesentlichen von den unwesentlichen zu trennen. Sensorische Erfahrungen müssen auf einfache und direkte Weise vermittelt werden. Handelt es sich um eine multisensorische Erfahrung, sollten alle beteiligten Sinne auf dasselbe Objekt gelenkt werden. Häufige und zeitlich richtig geplante Ruhepausen sind ebenfalls notwendig.« (Zgola, 1989, S. 29)

1.1.2 Grundpflege und Inkontinenz

Man mag kritisch anfragen, ob Grundpflege und Inkontinenz zentral unter der Themenüberschrift »sozialtherapeutische Einzelbetreuung« zu behandeln sind. Aus der Sicht ganzheitlicher Altenpflegepraxis besteht Sozialtherapie gerade in der Hilfe zur Rückgewinnung oder Kompensation verlorengegangener Fähigkeiten zur Alltagsbewältigung. Die Fähigkeit, die Grundbedürfnisse des eigenen Lebens selbst befriedigen zu können, schafft Lebenszufriedenheit und Orientierung.

Keine noch so interessante therapeutische Veranstaltung kann hierzu adäquater Ersatz sein.

Eine weitgehend eigenständige Bewältigung der Alltagsnormalitäten ist die beste Therapie. Körperpflege und Ausscheidungsverhalten gehören als intimste Formen wesentlich dazu.

Beispiel: Frau H. weiß nichts damit anzufangen, stellt man ihr am Waschbecken den Zahnbecher mit Zahnbürste hin und bittet sie, sich jetzt die Zähne zu putzen. Führt man ihr jedoch die mit Zahnpasta vorbereitete Bürste in ihrer Hand zum Mund, dann putzt sie sehr sogfältig ihre Zähne selbst und spült anschließend sogar mit Hilfe des Bechers aus.

Es gilt, in jedem Einzelfall genau die Teilschritte herauszufinden, die ein Kranker zur eigenen Körperpflege noch selbst verrichten kann, und welche Reize solche Handlungsabläufe in Gang setzen. Auch wenn die Kompetenzen zur eigenen Körperpflege weitgehend verlorengegangen sind und jemand nun wirklich nicht mehr weiß, was er mit einem Waschlappen in seiner Hand anfangen soll, gibt es Signale der Selbstbestimmung, die in der Intimpflege unbedingt zu beachten sind.

Beispiel: Frau P. schreit völlig verzweifelt nach der Polizei, wenn eine männliche Pflegekraft sie zur Toilette bringen, sie entkleiden oder waschen will. Von einer vertrauten Schwester läßt sie sich dagegen problemlos pflegen. Frau P. ist unverheiratet geblieben.

Beispiel: Frau G. schätzt die Anwesenheit von Männern sehr. Pfleger haben keine Schwierigkeiten, sie zu waschen und sie zur Toilette zu bringen. Pflegern gibt sie sogar freiwillig ihre Zahnprothese zur Reinigung, wenn sie sich anschließend mit einem geraubten Kuß belohnen darf. Kommen jedoch Frauen zu ihr zur Pflege, so verkrampft sich Frau G. oft und versucht, die Pflege abzuwehren. Sprachlich kann sich Frau G. kaum noch artikulieren.

Nicht nur die Frage der Geschlechter, sondern auch Fragen nach Pflegegewohnheiten (Baden, Duschen, Waschschüssel, Wassertemperatur, Seifen, Waschlappen, Waschhandschuhe etc.), Sichtschutz usw. gilt es zu bedenken, soll die Körperpflege »Hoheitsrecht« des Bewohners bleiben, auch bei zunehmender Demenz.

Die Kunst des rechten Umgangs mit der Grundpflege als Teil sozialtherapeutischer Arbeit besteht darin, zur Körperpflege genau so viel zu animieren oder sie durchzuführen, daß Erkrankung vermieden und sozialer Kontakt ermöglicht werden, und gleichzeitig Körperpflege so wenig einzuklagen, daß der Stolz eines Kranken nicht verletzt wird.

Was hier für die Grundpflege gesagt werden muß, gilt genauso für Sauberkeit und Ordnung des Bewohnerapartements.

Das zentrale Thema im Kontext von Intimhygiene und Raumpflege bei dementen alten Menschen heißt Inkontinenz. Der unkontrollierte Abgang von Urin- und Stuhlausscheidungen beeinträchtigt soziale Kontakte zwischen Bewohnern, zu Mitarbeitern und vor allem das eigene Selbstwertgefühl:

»Was erlebt ein Inkontinenter? Er fühlt sich unsauber, unfähig, sich zu kontrollieren, abhängig von Pflegenden, fürchtet ihren Ekel oder ihnen zur Last zu fallen, erlebt sich als Versager, entwürdigt, weil er gewindelt oder den Blicken Fremder ausgesetzt wird. Manche verleugnen die Inkontinenz aus Scham, fühlen sich im Bett sicherer, aber ausgeschlossen, entmutigt durch das Mitleid anderer oder bekommen Schuldgefühle.« (Grond, 1987, S. 233)

Es gibt sehr verschiedene Inkontinenzformen, von denen einige Symptome behandelbarer, auch heilbarer Grunderkrankungen darstellen. In Kapitel IV.1.4 wurde in diesem Zusammenhang insbesondere auf den Wert exakter ärztlicher Diagnose hingewiesen. Aber auch psychische Faktoren und Umwelt können Inkontinenz verursachen oder begünstigen. So kann Inkontinenz Protest gegen eine Lebenssituation wie z.B. Umzug ins Heim oder gegen Pflegemitarbeiter sein. Oder umgekehrt kann durch Inkontinenz die Zuwendung von Mitarbeitern erzwungen werden. Weite Toilettenwege, unübersichtliche Heimflure, verschlossene Toilettentüren werden Inkontinenz begünstigen. Manche Alzheimer-Kranke werden inkontinent, weil sie den Weg zur Toilette vergessen.

Ausstattungsmängel in den Sanitärzellen, zu schwer zu öffnende Kleidung, enge Toiletten, zu tiefe Sitze können ebenfalls Inkontinenz mitbedingen.

Hier seien nun einige Interventionen genannt, die helfen können:
a) Heimmitbewohner und Ärzte sind über die verschiedenen Ursachen und Behandlungsmöglichkeiten von Inkontinenz informiert.
b) Gesprächstherapie und Beziehungspflege (Kapitel V.1.1.5) nehmen Fremdheitsgefühl und erleichtern das Leben im Heim.
c) Schamgefühle werden respektiert, insbesondere bei der Pflege.
d) Mit den Angehörigen wird die Notwendigkeit leicht zu öffnender Kleidung besprochen.
e) Sanitäranlagen werden behindertengerecht ausgestattet.
f) Toiletten und Wege dorthin sind besonders übersichtlich gekennzeichnet.
g) Orientierungs- und Realitätstraining (Kapitel V.1.1.3) helfen den Alzheimer-Kranken in frühen Stadien beim Auffinden der Toilette.
h) Während späterer Krankheitsphasen, wenn trotz Orientierungstraining die Toilette nicht mehr aufgefunden wird, führen Mitarbeiter den Kranken seinen Miktionsrhythmen entsprechend zur Toilette.
i) Kontinenztraining (Blasenentleerung nach feststehendem Zeitplan) zeigt große Erfolge in frühen Stadien der Alzheimer-Demenz. In der Endphase des Krankheitsbildes läßt sich Inkontinenz wohl kaum mehr therapieren.
j) Regelmäßige Beckenbodengymnastik kann gerade inkontinenten Frauen helfen.
k) W.-D. Gerber zeigt in seiner Arbeit »Verhaltensmedizinische Aspekte der Nephrologie und Urologie« erfolgreiche Wege der Verhaltenstherapie (Biofeedback etc.) zur Behandlung von Inkontinenz auf (Gerber in: Miltner u.a., 1986, S. 286 ff.).

1.1.3 Orientierungs- und Realitätstraining

Zu Orientierungs- und Realitätstraining gehören alle regelmäßig wiederkehrenden Realitäten, die dem Alzheimer-Kranken helfen, sich in seiner Umgebung zurechtzufinden, sowie ihm zusätzliche signative und personelle Orientierungshilfen geben. Hierbei spielt zunächst die Umgebung eine wesentliche Rolle. »Die Umgebung der Kranken wird so organisiert, daß sie ermuntert werden, sich orientierter zu verhalten und Sozialkontakte zu erweitern.« (Grond, 1987, S. 246)

Übersichtliche Flure, Aufenthaltsnischen zur Kommunikation, Farben und Symbole, die bei verlorengehendem Sprachverständnis Orientierung schaffen, vertraute Möbel, Bilder, Textilien, Musik, Fotos sind gemeint. Sozialtherapeutische Arbeit mit Alzheimer-Dementen kann zunächst die völlige Umgestaltung einer Heim- oder Stationsumgebung bedeuten.

Aber nicht nur die Umgebung, sondern auch die Ansprache durch Mitarbeiter soll zum ständigen Realitätstraining werden. Die Mitarbeitenden werden angehalten, regelmäßig Zeit- und Ortsinformationen zu geben:

Beispiele: »Guten Morgen, Frau Müller. Heute ist Freitag, der 19. August, und es ist 8^{30} Uhr. Ich bringe Ihnen jetzt Ihr Frühstück.«
»Guten Tag, Herr Schmitz. Ich hoffe, Sie hatten einen angenehmen Mittagsschlaf. Es ist jetzt 14^{00} Uhr. Die Sonne scheint draußen. Ich möchte Sie gerne zum Kaffeetrinken abholen.«
»Frau Berthold, ich bin Schwester Erika und möchte Ihnen jetzt beim Waschen helfen.«

Große Abreißkalender, Uhren mit großen Zifferblättern, jahreszeitlich geschmückte Stationen und große Fenster unterstützen das Realitätstraining, das 24 Stunden am Tag durchgehalten werden muß. Auch die Nachtwachen sollten durch Angabe von Uhrzeit, Namen und Anliegen für Orientierung sorgen, zumal bekanntlich ja gerade nachts oft die Verwirrung ansteigt.

Orientierungs- und Realitätstraining kann sehr gut in Bewohnergruppen erfolgen (Kapitel V.2.1).

1.1.4 Gefühle

Umgekehrt proportional zur Abnahme der mentalen Fähigkeiten eines Alzheimer-Kranken ist er zunehmend und schließlich gänzlich angewiesen auf sein Gefühl als Orientierungshilfe in einer Umwelt, die ihm mehr und mehr fremd wird. Darum wird das Einfühlungsvermögen von Mitarbeitern in so besonderer Weise zum Gradmesser für das Wohlbefinden des an Morbus Alzheimer Erkrankten. Seine Emotionalität kann therapeutisch sehr gewinnbringend genutzt werden:

»Durch bestimmte sensorische Reize wie Wohlgerüche oder Musik können Gefühle erzeugt werden, die mit einem Ereignis in der Vergangenheit verknüpft sind. Auch wenn die Erinnerung an das Ereignis selbst verblaßt ist, so bleibt doch häufig das damit verbundene Gefühl bestehen und kann auf diese Weise eine Verstärkung erfahren.« (Zgola 1989,S. 30)

Welche Lieblingslieder, Interpreten, Speisen oder Blumen beispielsweise solche angenehmen Gefühle auslösen, erfährt der Mitarbeiter aus der Sozialanamnese, durch kontinuierliche Angehörigengespräche und eigene Beobachtungen.

Auch Tiere und Babys wecken sehr oft positive Erinnerungen und Gefühle.

Individuelle Zuwendung mit Körperkontakt sind für den Kranken von enormer Bedeutung (Kapitel V.1.1.8).

Mit dem Verlust von Sprachfähigkeit, Denkvermögen und Bewegungskoordination wird es für einen Alzheimer-Kranken auch immer schwieriger, seine Gefühle angemessen, d.h. für seine Umwelt verständlich auszudrücken. Diese Behinderung darf aber nicht darüber hinwegtäuschen, daß sehr tief erlebte Gefühle real existieren und der Erwiderung bedürfen.

1.1.5 Konstante Bezugspersonen

Am ehesten läßt sich eine Beziehung zwischen Mitarbeitern und dementen Bewohnern aufbauen, wenn es konstante Bezugspersonen gibt. »Im Zentrum eines milieutherapeutischen Betreuungskonzeptes für Demente steht die konstante Beziehungsperson.« (Wächtler, 1990, S. 81)

Im Unterschied zur Versorgungspflege stehen beim milieutherapeutischen Betreuungskonzept die psychosoziale Betreuung und Umfeldarbeit im Vordergrund, so wie in den vorangegangenen Kapiteln diskutiert.

Konstante Beziehungspersonen ermöglichen nicht nur optimales Eingehen auf das Gefühlsleben des Dementen, sie sind auch die Voraussetzung, daß Vertrauen wachsen und dadurch Geborgenheit und Sicherheitsempfinden inmitten von Ängsten und Orientierungslosigkeit wachsen können.

Überdies ist eine optimale Grundpflege, deren zentrale Bedeutung für den Alzheimer-Kranken diskutiert wurde, wesentlich abhängig von einer guten Vertrauensbeziehung zwischen Pflegendem und Gepflegtem. Das richtige Einsetzen verbleibender Kräfte fordert ebenfalls genaue Personenkenntnis und kontinuierliche Beobachtung, wie sie nur in einer kontinuierlichen Betreuungsbeziehung möglich ist.

»Mobilität, Kontinenz oder gute Inkontinenzversorgung, ausgewogene Ernährung, ausreichende Flüssigkeitszufuhr, Verhinderung von Stürzen sind von eminenter Bedeutung für Stimmung, Lebensqualität und psychosoziale Kompetenz der Patienten [...]« (Wächtler, 1990, S. 81) und können nur in einer Beziehungspflege mit konstanten Bezugspersonen gewährleistet werden.

Grond (1987) grenzt diese patientenzentrierte Beziehungspflege von der krankheitsbezogenen Pflege ab. Einige Gegenüberstellungen seien hier angeführt (S. 212):

Krankheitsbezogene Pflege	Personenbezogene Pflege
Vorbeugung nur gegen Krankheitskomplikationen (z.B. Dekubitus)	Vorbeugen gegen psychosoziale Folgen ebenso wichtig
Gesucht wird nach körperlichen Ursachen	Gesucht wird außerdem nach psychischen, sozialen Ursachen
Ziel ist Linderung und Beseitigung des Symptoms Verwirrtheit	Ziel ist langfrististiges Wohlbefinden
Grundwert ist körperliche Gesundheit und Leistungsfähigkeit	Grundwert ist Menschlichkeit auch mit Gebrechen
Medikamente sind die wichtigste Hilfe	Außer Medikamenten, Diät, Bewegung sind seelische und soziale Hilfen wichtig
Symptom der Verwirrtheit wird als Versagen von Funktionen angesehen	Verwirrtheit ist ein sinnvolles Notsignal
Pflegende identifizieren sich mit der Institution, konkurrieren, haben keine Zeit	Pflegende identifizieren sich mit dem Kranken, arbeiten zusammen und haben Zeit

Grond sagt ferner dazu (S. 211): »Ob meine Beziehung zum Kranken stimmt, zeigt sich daran, wie ich mit den verachtetsten der psychisch Alterskranken, d.h. mit Verwirrten und Dementen umgehe.«

Dieser Umgang bedarf der ständigen Reflektion und des Wissens um Übertragungen und Gegenübertragungen. Unbewußt wiederholt der Demente früher erlebte Beziehungen und überträgt sie auf seine Bezugspersonen. Gegenübertragungen von seiten des Mitarbeiters sind genauso wahrscheinlich.

Sprechen wir in der stationären Altenhilfe von »konstanten Beziehungspersonen«, so muß dieser Begriff relativ verstanden werden. Schichtdienst, Urlaub, Krankheit, Wochenenddienst und Stellenwechsel der Mitarbeiter bewirken, daß die Beziehungspflege an einem Alzheimer-Kranken immer von mehreren konstanten Bezugspersonen getragen werden muß.

1.1.6 Nonverbale Kommunikation

Wortfindungsstörungen, Defizite beim Sprachverständnis und schließlich die totale Unfähigkeit, sich mittels Sprache zu verständigen, läßt den Alzheimer-Kranken völlig isoliert vereinsamen, wenn man nicht rechtzeitig mit ihm einen Weg der nonverbalen Verständigung sucht und aufbaut. Die hierzu notwendigen Voraussetzungen der Kenntnis seiner Biographie, der persönlichen Bedürfnisse und einer konstanten Bezugsperson wurden diskutiert.

Beispiel: Eine Praktikantin bekommt den Auftrag, Frau R. beim Frühstück zu helfen. Frau R. sitzt im Rollstuhl zusammen mit anderen Heimbewohnern am Frühstückstisch in einem Gruppenraum. Die Praktikantin ermuntert Frau R.: »Das Frühstück steht vor Ihnen, bitte essen Sie doch, ... haben Sie denn keinen Hunger ... .«

Eine weitere Mitarbeiterin kommt dazu, und nun reden sie zu zweit – inzwischen etwas energischer – auf Frau R. ein, die zunehmend unruhiger wird, Schweißausbrüche bekommt und aufstehen möchte.

Eine dritte Mitarbeiterin betritt den Speiseraum; sie versorgt Frau R. pflegerisch seit 6 Wochen. Wortlos setzt sich diese Mitarbeiterin Frau R. gegenüber an den Tisch und kommuniziert mit ihr durch Blickkontakt und Lächeln; sie beginnen einander zuzuzwinkern. Frau R. wird wieder ruhiger und gelockert. Die Mitarbeiterin hebt eine Tasse hoch, gibt Frau R. ihre Tasse in die Hand und prostet ihr zu. Frau R. trinkt ihren Morgenkaffee und ißt ihr Brötchen mit offensichtlich großem Genuß.

Bekannte Gesichter, vertraute Gesten, Ruhe und Einfühlungsvermögen in die Situation des anderen sind wesentlich für nonverbales Kommunizieren und insbesondere auch für nonverbale Interaktion mit Dementen.

»Auch der psychisch Alterskranke kann aus einer scheinbar sachlichen Information des Pflegenden eine gereizte Stimme oder einen ärgerlichen Unterton wahrnehmen und dadurch ängstlich werden. [Das Beispiel bestätigt die Aussagen von Grond.] Sorgfältig beobachtende Pflegende bemerken, wie nunciert, wie ausdrucksvoll sich z.B. ein Sprachgestörter in Mimik und Gestik mitteilen kann.« (Grond, 1987, S. 222)

Ferner weiß Erich Grond zu berichten (S. 228):

»Kranke mit totaler Aphasie und Demente verstehen den Inhalt der Worte oft nicht mehr, aber die nonverbalen Äußerungen der Pflegenden und geben diesen auch Rückmeldung durch Gestik und Mimik. Die Wahrnehmung des Körperkontaktes und des Lächelns gehören zu den erworbenen Fähigkeiten eines Säuglings und gehen deshalb zuletzt verloren [...].«

Die Kommunikation mit den Augen und Körperkontakt sind also im Umgang mit Alzheimer-Dementen ein geeigneter und wichtiger Weg, Sicherheit, Geborgenheit und Wohlbefinden zu vermitteln.

Es scheint, als sei mit Abnahme der verbalen Kompetenzen gleichzeitig eine Verfeinerung des Sensus für die Echtheit nonverbaler Botschaften verbunden. Dies verlangt vom Mitarbeiter eine intensive Auseinandersetzung mit den eigenen Motiven im Verhalten gegenüber dem Kranken.

Beispiel: Frau R., wohl an der Schwelle zur letzten Station der Alzheimerschen Krankheit angekommen, liegt zu Bett. Sie hat vergessen, wie man läuft, kann kaum noch längere Zeit sitzen, Laute formen sich nicht mehr zu Wörtern. Frau R. starrt die Decke an, als ich das Zimmer betrete. Ich nenne Frau R. beim Namen. Mit meiner linken Hand streichle ich ihr über Stirn und Haare, während meine Rechte ihre Rechte hält. Als Frau R. nach einigen Augenblicken ihren Kopf mir zuwendet, nicke ich ihr freundlich zu und zwinkere mit den Augen. Sie reagiert ebenfalls mit Gesichtsgestik und beginnt Laute von sich zu geben, als wolle sie angeregt mir etwas erzählen. Ihre Hand hält inzwischen die meine so fest, daß ich sie sehr schwer lösen könnte.

Eine Mitarbeiterin kommt zu uns ins Zimmer mit einem schwerwiegenden Stationsproblem und sucht meinen Rat. Ich halte weiterhin die Hand von Frau R. fest und streichle sie mit meinem Daumen, wende mich aber der Mitarbeiterin zu, um mit ihr zu sprechen. Frau R. läßt meine Hand locker und dann los, dreht ihren Kopf zur Wand und stoppt ihre »Reden«.

Sicherlich hätte Frau R. ihr Verhalten nicht mehr rational begründen können, aber sie hat offensichtlich empfunden, daß das fortgesetzte Händchenhalten doch nicht mehr mit echter Aufmerksamkeit und Zuwendung verbunden war. Um der Menschen willen darf kommunikatives Handeln mit Dementen nicht zur Pseudokommunikation werden oder zweckgebunden nur der Erleichterung von Pflegehandlungen dienen.

Andreas Wittrahm, Leiter des Referates »Altenarbeit« beim Bistum Aachen, betont, daß Kommunikation im Umgang mit Pflegebedürftigen nie nur Mittel zum Zweck sein darf, wenn er schreibt (1989, S. 93):

»Bei der ethischen Beurteilung kommunikativer Handlungen mit einem bestimmten Ziel ist nicht nur maßgeblich, welches Ergebnis erreicht wurde, sondern auch, wie es erreicht wurde. [...] Pflegerisches Handeln ist kommunikatives Handeln, Geschehen zwischen Menschen und niemals Bestätigung eines Menschen an einen anderen.«

1.1.7 Sterbebegleitung

Besondere Herausforderung an das kommunikative Handeln mit Alzheimer-Kranken ist deren Sterbebegleitung.
Nachdem alle menschlichen Orientierungshilfen (Gedächtnis, Wahrnehmung, Sprache ...) weniger geworden sind oder gänzlich verlorengingen, bleibt die Suche nach Signalen menschlicher Nähe, die dem Dementen das eigene Sterben erleichtern.
Sterben heißt Abschiednehmen von gewohnter Umgebung, liebgewordenen Menschen, von Träumen, Erwartungen, Erinnerungen. Der Alzheimer-Kranke hat ja von alledem schon weitgehend Abschied genommen. Dennoch bleibt auch für ihn der letzte Abschied von dieser Welt genauso erstmalig wie für jeden anderen. Man mag darüber diskutieren, ob der Verlust der mentalen Fähigkeiten das Sterben erleichtert oder die Sterbebegleitung erschwert. Fest steht jedenfalls auch durch die Beschäftigung mit dem Krankheitsbild Morbus Alzheimer, daß menschliches Leben nicht aufgeht in der Summe seiner mentalen und kognitiven Fähigkeiten. Es ist also dringend zu vermerken, daß Sterbeprozesse – auch nach Verlust mentaler und kognitiver Fähigkeiten – mit der ganzen Person erlebt, erlitten, erfahren werden. Unsere Aufmerksamkeit soll zunächst den Grundbedürfnissen sterbender Menschen gelten. In Anlehnung an die Bedürfnishierarchie von Abraham Maslow (Kapitel IV.1.2) sind zu nennen:

a) Körperliche Bedürfnisse
   (Schmerzlinderung, entlastende Lagerung, Nahrungsaufnahme, Ausscheidung, Hilfen zur Pflege, Anregung der Sinne, Gewährleistung von Ruhe, falls gewünscht)
b) Bedürfnis nach Sicherheit
   (vertrauter Ort, vertraute Menschen, Pfarrer, Körperkontakt)
c) Bedürfnis nach Liebe
   (Zärtlichkeiten in den Pflegehandlungen, Wärme der Blicke und Sprache)
d) Bedürfnis nach Achtung und Wertschätzung
   (Anrede mit Namen, nicht über, sondern mit dem Betroffenen reden, Hilfen zur körperlichen Attraktivität anbieten – z.B. Frisur –, Zuhören, auch wenn Laute unverständlich sind)
e) Selbstbestimmung im Sterben
   (der Sterbende selbst bestimmt durch Gestik und Mimik und durch alle seine Äußerungen den Verlauf seiner Sterbebegleitung)

Andreas Wittrahm, Pastoraltheologe und Dozent für Altenpflege, meint dazu (1989, S. 151):

»Angemessener Umgang mit sterbenden Menschen hängt nicht an der Erfüllung der einen oder anderen Norm und ist nicht zuerst nach diesem oder jenem Tun oder Unterlassen der Hilfe zu beurteilen. Vielmehr ist – wie in jeder helfenden Beziehung – die Grundhaltung des Helfers entscheidend. Diese Grundhaltung heißt [...] Zuwendung [...]. Es geht darum, den Menschen, der Hilfe benötigt, in den Blick zu nehmen und das eigene Verhalten an seinen Bedürfnissen auszurichten.«

Professor Grond gibt zur Selbstbestimmung im Sterben noch einige wertvolle praktische Hinweise, die hier zusammenfassend wiedergegeben werden sollen:

- Die Auseinandersetzung mit dem eigenen Sterben ist Grundvoraussetzung für die Begleitung Sterbender. Bejahung eigener Todesängste und Leidenserfahrung gehören dazu.
- Sterbende darf man nie allein lassen. Abwechseln beim Wachen ist zum Schutz der Wachenden nötig.
- Nichtsprachliche Kontakte (Händehalten, Schweiß abwischen, Hand auflegen, Streicheln, in die Arme nehmen, Anlächeln) sind von besonderer Bedeutung, da der Tastsinn als letztes aufhört zu funktionieren.
- Der seelsorgerische Beistand und das Sakrament können dem Sterbenden wichtig sein.
- Eine persönliche, freundliche und ausgeglichene Atmosphäre ist wesentlich.
- Medikamente dürfen menschliche Zuwendung nicht ersetzen.
- Optimale körperliche Pflege ist eine Chance zur menschlichen Begegnung auch im Sterben.
- Teamgespräche mit Kollegen und Angehörigen können klären, was wer wann tun kann, um dem Betroffenen sein persönliches Sterben zu ermöglichen und zu erleichtern (Grond, 1987, S. 280ff.).

1.1.8 Seelsorge

Ein wichtiger Aspekt, der im vorangegangenen Kapitel zum Thema der Sterbebegleitung nicht angesprochen wurde, ist die Sinnfrage. Am Ende eines Lebens, angesichts des Todes, stellt sich die Frage, welchen Sinn dieses Leben wohl gehabt haben mag, woher es kam und wohin es jetzt unterwegs ist. Ein Alzheimer-Kranker wird diese Frage am Lebensende nicht mehr intellektuell erörtern können, und doch steht sie auch über seinem Leben. Viel früher wird diese Sinnfrage bohrend, wenn nach Ausbruch der Krankheit die ersten massiven Abbauprozeße noch wahrgenommen werden, der Umzug ins Pflegeheim ansteht: »Wo ist Gott?« – »Warum gerade ich?« – »Was soll nun werden?«

Auch Menschen, die sich bewußt für ein Leben in der Nachfolge Jesu als Christen entschieden haben, bleiben von solch bohrenden Fragen nicht verschont.

Seelsorge soll nun im Kontext dieser Arbeit verstanden werden als die Form der Einzelfallhilfe, die dem dement werdenden Christen hilft, seiner Geborgenheit und Rettung in Jesus Christus gewiß zu bleiben.

Der Glaube an Jesus Christus ist für Christen längst nicht nur eine reine Kopfsache. Der Apostel Paulus beschreibt das anschaulich, wenn er sagt: »Ist jemand in Christus, so ist er *eine neue Kreatur*; das Alte ist vergangen, siehe Neues ist geworden.« (Die Bibel, 1985, 2. Korintherbrief, Kap. 5, Vers 17) Dementsprechend behalten Christen, die dement werden, trotzdem ihre Glaubensbindung an die Person Jesu. Genauso wie sozialtherapeutische Arbeit mit Alzheimer-Kranken die zwischenmenschlichen Beziehungen und das Verhältnis zur Lebensumwelt stärkt, gilt es, durch die Seelsorge die Beziehung zu Jesus Christus und Gott zu stärken, und das um so mehr, weil Christen glauben, daß letztere Beziehung durch Krankheit und Tod hindurchtragen und diese überdauern wird.

Klaus Depping nennt in seiner Schrift »Seelsorgerliches Handeln an altersverwirrten Menschen« Elemente der Seelsorge: das persönliche Gespräch, der vertraute Bibeltext, das bekannte Lied, ein Gebet, das Sakrament des heiligen Abendmahls (Depping, 1989, S. 45ff. u. S. 72ff.).

Vergewisserung geschieht durch Erinnerung und Aktualisierung gemeinsam gelebten Glaubens.

Da das Handeln Jesu in dieser Welt von Christen konkret erfahren wird, vermittelt das gemeinsame Gebet und Lobsingen, die Abendmahlsfeier dem Dementen Sicherheit und Geborgenheit. Wir erleben, selbst schwer Demente singen und beten mit. Eine weitgehend säkularisierte Mitarbeiterschaft ist geneigt, diese Kraftquelle in der Begleitung der Kranken zu vernachlässigen.

Auch Seelsorge stößt in Krankheitsphasen an Grenzen, wo sprachliche Artikulation absolut unmöglich geworden ist.

Depping nennt die drei Möglichkeiten, auch hier noch seelsorgerisch tätig bleiben zu können: Monolog, Atemgemeinschaft, körperliche Gemeinschaft (Depping 1989, S. 53ff.).

Beim seelsorgerischen Monolog in Gegenwart hochgradig Dementer ist besonders das »Wie« der Sprache wichtig. Einfache Sätze, in denen Wärme und Freundlichkeit schwingen, fördern die Gemeinschaft. Sprachrhythmik spielt eine wichtige Rolle.

Atemgemeinschaft ist eine Therapieform, die bei schwer geistig Behinderten angewandt wird. Man atmet dann im Rhythmus des Kranken mit und macht das Ausatmen wiederholt hörbar durch Summen, Tönen oder Singen.
Formen körperlicher Gemeinschaft wurden im Kapitel über nonverbale Kommunikation ausführlich besprochen.
In allen Krankheitsstadien der Alzheimer-Demenz bleiben Fürbitten und Segnen die grundlegenden seelsorgerlichen Handlungen am Menschen.

1.1.9 Mobilitätstraining

Obgleich die Alzheimer-Krankheit keine unmittelbare Schädigung oder Schwächung des Knochen- oder Muskelapparates bewirkt, lassen sich doch oft bei Alzheimer-Kranken starke Unsicherheiten beim Gehen, Hinsetzen und Aufstehen beobachten. Ursachen dafür sind Abnahme der Fähigkeit zur Bewegungskoordination sowie beeinträchtigte Körper- und Raumvorstellungen.
»Durch genaue Beobachtungen kann herausgefunden werden, wo die größten Schwierigkeiten liegen, und es können wirkungsvolle Maßnahmen zur Besserung vorgeschlagen werden.« (Zgola, 1989, S. 99)
Solche Vorschläge für individuelle Hilfe zur Mobilität finden sich in der Arbeit von Jitka M. Zgola. Einige davon sollen hier zur Sprache kommen (ebd., S. 100 ff.):
Wenden wir uns zunächst dem Problem »Gehen« zu. Bei beeinträchtigter räumlicher Orientierung ist es wichtig, ein deutlich sichtbares Ziel vor Augen zu haben und gegebenenfalls einen längeren Weg in Teilstrecken zu zerlegen. Zusätzliche Sicherheit erlangt der Kranke durch Hinweise auf Hindernisse, Unterhaken und betont rhythmische Gangweise. Größere Menschenansammlungen können das Gefühl von Bedrohung auslösen und somit zusätzlich verunsichern.
Auch »Aufstehen« kann durch das Gefühl von Unsicherheit mit Angst verbunden sein. Die Ruhe des Mitarbeiters ist dabei wesentlich. Der Kranke muß zunächst sich weit nach vorne setzen, die Füße unter den Stuhlsitz nehmen und sich leicht nach vorne beugen, bevor er aufgerichtet werden kann. Gehhilfen können auch beim Aufstehen Gleichgewichtsstörungen kompensieren.
Das Hinsetzen kann vergleichbar schwierig werden, wenn Bewegungsabläufe vergessen wurden.
Am hilfreichsten ist es, wenn komplizierte Bewegungsabläufe nicht umständlich erklärt werden und der dementiell Erkrankte auch nicht lange Zeit hat, sich darüber bewußt zu werden, was er alles vergessen hat. Eine unge-

zwungene Unterhaltung und eine geschickt leitende Hand bewirken oft, daß Bewegungsabläufe ohne Verkrampfung automatischer funktionieren.
Gymnastik und die kontinuierliche und konsequente Ermutigung und Anleitung zur Mobilität ist für einen Alzheimer-Kranken deshalb so wichtig, weil er von sich aus aufgrund seiner Orientierungs- und Bewegungskoordinationsprobleme sich eher sozial zurückziehen und körperlich versteifen würde. Eine solche Unbeweglichkeit zöge zwangsläufig eine Reihe von Gesundheitsrisiken nach sich wie z.B. Dekubiti, Pneumonie u.a.m.

1.1.10 Weitere Therapieformen der Einzelbetreuung

Das richtige Einsetzen noch verbliebener Kräfte im Alltag bleibt die beste Therapie im Umgang mit Alzheimer-Dementen. So ergeben sich auch direkt aus der Biographie und den aktuell verfügbaren Kompetenzen sehr verschiedene individuelle Einzelansätze:
»Dies kann bei dem einen das Klavierspiel, einem anderen das Schreibmaschineschreiben sein. Bei einem weiteren älteren Dementen war es das Tischtennisspiel.« (Wächtler, 1990, S. 83)
Ein kognitives Trainingsprogramm bei Alzheimer-Kranken wird in der Literatur kontrovers diskutiert.
In seiner Dissertation »Demenz und Therapie« weiß Gerhard Klassing von meßbaren Erfolgen kognitiver Leistungsverbesserung bei Alzheimer-Kranken nach erfolgtem kognitiven Trainingsprogramm zu berichten (Klassing, 1987).
Demgegenüber resümiert Wächtler: »Dagegen verzichten wir auf ein eigentliches ›kognitives Training‹ bei Alzheimer-Patienten. Wo wir dies versuchten, reagierten die Patienten mit Verzagtheit und Ärger.« (Wächtler, 1990, S. 83)
Mit Sicherheit ist das Krankheitsstadium für diese Diskussion von entscheidender Bedeutung. Bei Alzheimer im fortgeschrittenen Stadium stellt kognitives Training eine Überforderung des Klienten dar und führt eher zu verstärkter Verunsicherung, als daß es der Orientierung helfen könnte.

1.1.11 Planung und Dokumentation

Allen vorangegangenen Betrachtungen sozialtherapeutischer Arbeit mit Alzheimer-Kranken ist eines gemein: die unbestrittene Vorrangigkeit von Biographie, Tagesbefindlichkeit, Bedürfnissen und Kompetenzen des Betroffenen.

Um aber gerade sie richtig einzuschätzen und kontinuierlich trotz wechselnder Mitarbeiterbesetzungen im Blick haben zu können, bedarf es einer sorgfältigen Dokumentation und Pflege- und Therapieplanung.

In ihrem Buch »Pflegeplanung als Arbeitsstil« formulieren Ute Braun und Reinhold Halisch (1989, S. 1): »Mit dem Begriff ›Pflegeplanung‹ bezeichnen wir die Arbeitsmethode, die es möglich macht, den Pflegeprozeß zielorientiert zu gestalten. Wer an einer ganzheitlichen Pflege interessiert ist, wird sich dieser Denkart nicht verschließen können.«

Pflege- und Therapieplanung umfassen:

– Definition des Ist-Zustandes
 (Sozialanamese, ärztliche Diagnosen, neuropsychologische Testergebnisse ...)
– Beschreibung von Pflege- und Therapiezielen und Etappenzielen
– Pflege- und Therapieplanung
 (mit welchen Methoden und Therapien sollen Ziele erreicht werden?)
– Ausführungen der Planung
 Pflege- und Therapie-Verlaufsprotokolle werden angefertigt (Beobachtungen, Erfolgskontrolle)
– Auswertung
 (Pflegebericht und Diskussion der Konsequenzen)

Praktische Hilfe bei dieser Pflege- und Therapieplanung ist ein standardisiertes Dokumentationssystem, in dem alle wesentlichen Daten zur Person, der Sozialanamese, der Diagnosen, Medikamentierung sowie die komplette Pflege- und Therapieplanung in allen Teilschritten auf Formularen dokumentiert werden können.

Wie in Kapitel IV.6 bereits verdeutlicht, ist planvolle und zielgerichtete Pflege und Therapie abhängig vom kooperativen Zusammenwirken aller Mitarbeitenden einer Einrichtung.

»Im Interesse der Herstellung einer möglichst hohen Lebensqualität für die Bewohnerinnen im Heim müssen die Pflegepersonen mit den anderen Arbeitsbereichen [...] gute Zusammenarbeit pflegen und die Angehörigen, Freunde, Bekannten und ehrenamtlichen Helfer (Besuchsdienste usw.) in die Gestaltung des Tagesablaufes mit einbeziehen.« (Braun/Halisch, 1989, S. 1)

So wird die Qualität von Planung und Dokumentation zum Spiegel dafür, ob der Kranke mit seiner individuellen Biographie, Krankengeschichte und seinen Bedürfnissen im Zentrum der professionellen Aktivitäten für ihn steht.

1.2 Die Angehörigen

Nach dem Dementen selber wollen wir uns nun seinen Angehörigen zuwenden und fragen, welche Einzelfallhilfen für sie wichtig sind. Es gibt Informationsdefizite, persönliche Notlagen und psychische Krisen bei Angehörigen von Alzheimer-Kranken, die sich nachhaltig negativ auf die Lebenssituation der Dementen im Heim übertragen und auswirken können.

1.2.1 Information über das Krankheitsbild

Bei Heimaufnahme oder Angehörigenbesuchen brechen oft Spannungen zwischen Familienmitgliedern auf, die ihre Ursache in mangelnder Kenntnis der Entwicklung und Wirkung der Alzheimer-Krankheit haben.

Beispiel: Eine 50jährige Tochter berichtet bei Aufnahme ihrer erkrankten Mutter in das Pflegeheim: »Meine Mutter ist fürchterlich launisch geworden. Sie regt sich über die kleinsten Kleinigkeiten auf und unterstellt mir ständig, ich hätte sie nicht informiert.

Es ist wichtig, die Angehörigen über die charakteristischen Probleme der Vergeßlichkeit, gestörte Mitteilungsfähigkeit, Gefühlsschwankungen und Ängste ausführlich zu informieren, damit sie das befremdende Verhalten ihrer kranken Familienmitglieder einordnen können.

Angehörige müssen verstehen lernen, wie sehr die Alzheimer-Kranken selbst unter dem Verlust der mentalen Fähigkeiten und ihrer Persönlichkeitsveränderung leiden. Nur so können Kinder und Ehepartner mit der Belastung leben, ohne dem Kranken mit Aggression, Ablehnung und Unverständnis zu begegnen.

Oft leben Angehörige vor Heimaufnahme mit den Kranken jahrelang zusammen, ohne wirklich über die Alzheimer-Krankheit informiert zu sein. Einzelgespräche mit Mitarbeitern sind meist der Anfang; später kann die Teilnahme an einer Angehörigengruppe erfolgen.

1.2.2 Fachberatung in rechtlichen und finanziellen Fragen

Viele Rechtsfragen und Finanzprobleme kommen auf Angehörige zu, die einen Alzheimer-Kranken versorgen oder in stationäre Versorgung schicken:
Welche finanzielle Unterstützung habe ich nach dem BSHG zu erwarten? Darf ich eine Schenkung behalten? Wird die mir verbleibende Rente für mei-

nen Lebensunterhalt reichen? Soll ich die Betreuung für den Kranken beantragen? Welche Renten bleiben anrechnungsfrei? Was übernimmt die Krankenkasse? Fragen nach Rentenrecht, Mietrecht, Erb- und Familienrecht sind bei jedem Einzelfall so unterschiedlich, daß sie auch nur individuell beantwortet werden können. Ungelöste rechtliche oder finanzielle Fragen belasten das Verhältnis zwischen dem Kranken und seinen Angehörigen. Manchmal gibt es unausgesprochene oder sogar verbalisierte Vorwürfe gegenüber dem Dementen. Solche bedrückenden Vorwürfe sind nicht immer Ausdruck von Egoismus und Menschenverachtung, oftmals sind sie lediglich ein Hilfeschrei. Hier muß Sozialarbeit im Interesse des Heimbewohners beraten.

1.2.3 Seelsorge

Über subjektives Schuldempfinden, das aus einem bestimmten Helfer- und Kindverständnis kommt und Angehörigen unberechtigterweise ein schlechtes Gewissen macht, haben wir in Kapitel IV.2.2 nachgedacht. Es gibt aber nicht nur empfundene Schuld, die einer überzogenen Erwartungshaltung an sich selbst entspringt. Es gibt auch reale Schuld, die zwischen Menschen steht. Manchmal ist ein einschneidendes Ereignis wie Übersiedlung der Eltern oder des Partners ins Pflegeheim Anlaß, solche Schuld neu bewußt werden zu lassen. Christliche Seelsorge weiß um Vergebung durch Jesus Christus. Solche Vergebung kann Beziehungen heilen zwischen Ehepartnern und Generationen. Heilgewordene Beziehungen sind die beste Voraussetzung dafür, daß dementiell erkrankte Menschen Orientierung und Halt in den Begegnungen mit ihren Angehörigen finden.

Angehörigenseelsorge bedeutet aber auch Zuspruch und Beistand in dem langwierigen, schleichenden »Sterbeprozeß« – das Abschiednehmen auf Raten –, der durch Morbus Alzheimer für ihre Lieben vorgezeichnet ist.

1.3 Die Mitarbeiter

Eine wichtige Aufgabe der Einzelfallberatung von Pflegemitarbeitern ist die Analyse und Aufarbeitung der Streßursachen im Berufsalltag. Dabei spielen Selbstanforderungen und Fremderwartungen (Heimbewohner, Angehörige, Heimleitung), Bewohner- und Kollegenverhalten neben Stellenschlüssel und Privatproblemen eine wichtige Rolle.

1.3.1 Bewußtmachung individueller Streßursachen

Exemplarisch wird hier eine »Streßliste für das Pflegepersonal« vorgestellt, die insbesondere für Mitarbeiter in der Versorgung von Alzheimer-Dementen entwickelt wurde. Die aufgeführten Aspekte können berufsbedingte Streßkulminationspunkte verdeutlichen und so zu einer hilfreichen Selbstanalyse dienen und auch Grundlage für Einzelberatung werden.

Streßursachen und Belastungsgrenzen sind individuell verschieden. Diese Verschiedenartigkeit erkennen und Mitarbeitern individuell begegnen, bewirkt einen optimalen Ausnutzungsgrad vorhandener Ressourcen für die Bewohnerbetreuung und ist somit unmittelbar sozialtherapeutische Arbeit am Alzheimer-Kranken.

1.3.2 Mitarbeiter-/Bewohner-Verhaltensprofil

Howard Gruetzner hat ein Verhaltenskonzept entwickelt, mit dessen Hilfe Mitarbeiterverhalten reflektiert werden kann, das ungekürzt im Anhang B (S. 117ff.) abgedruckt ist.

Dieses Profil nennt in fünf Kategorien gegliedert 58 mögliche Verhaltensweisen von Alzheimer-Dementen. Einige dieser Verhaltensweisen können auch Symptome anderer Krankheiten sein. Wird dieses Verhaltensprofil in regelmäßigen Zeitabständen jeweils neu bearbeitet, lassen sich also diejenigen Verhaltensweisen herausfiltern, die plötzlich aufgetreten sind und deshalb in der Regel nicht zum Krankheitsverlauf bei Morbus Alzheimer passen – ergo auf eine Sekundärerkrankung hindeuten.

Das Entscheidende für die Mitarbeiterbetreuung ist in diesem Verhaltensprofil die Rubrik »Wie sehr es stört«. Mitarbeiter können also zum einen an 58 möglichen Bewohnerverhaltensweisen ihre Beobachtungsgabe testen, zum anderen klären, welches Verhalten ihnen besonderen Streß bereitet. Sind solche besonderen Streßauslöser bekannt, so läßt sich auf verschiedene Weise Abhilfe schaffen:

a) Der Bewohner kann auch im eigenen Interesse sein Verhalten ändern.

b) Der Mitarbeiter erkennt die Ursachen eines bestimmten Bewohnerverhaltens als krankheitsbedingt und vorhersehbar und erlebt es daher weniger streßhaft.

c) Der Mitarbeiter tauscht kollegial seinen Einsatzbereich.

Streß-Liste für das Pflegepersonal in der Demenzversorgung

Alle unten angeführten Feststellungen gehen auf Gefühle und Vorstellungen ein, die beim Umgang mit alzheimerkranken Heimbewohnern und solchen mit ähnlichen Krankheiten auftreten können. Bitte kreuzen Sie für jede Aussage an, wie oft sie in dieser Form auf Sie zutrifft.

	Niemals	Selten	Manchmal	Häufig	Nahezu immer
1. Die Vergeßlichkeit geht mir auf die Nerven.					
2. Diese Heimbewohner sollten mehr für sich selbst tun.					
3. Ich habe Angst, daß diese Heimbewohner gewalttätig werden und jemanden verletzen.					
4. Mir wird es zuviel, alles zu wiederholen.					
5. Ihre Familien schätzen unsere Arbeit nicht.					
6. Ihre lallende und unzusammenhängende Sprache geht mir auf die Nerven.					
7. Ich kann mich nur schwer mit ihnen verständigen.					
8. Es macht mich verrückt, wenn sie Probleme verleugnen und andere für ihre Fehler verantwortlich machen.					
9. Es macht mich müde, mit diesen Heimbewohnern zu arbeiten.					
10. Es ist schwer hinzunehmen, was mit diesen Heimbewohnern passiert.					
11. Ich werde ängstlich und frustriert, wenn ich mit diesen Leuten arbeite.					
12. Ich denke, es wäre besser, mehr Medikamente zu geben.					
13. Ich habe Probleme, mit ihren Familien zu reden.					
14. Auch zuhause muß ich häufig noch über meine Arbeit nachdenken.					
15. Diese Heimbewohner sollten dankbarer sein.					
16. Ich mache mir Sorgen, daß sie weglaufen.					
17. Es dauert zu lange, ihnen zu helfen.					
18. Es bedrückt mich zu sehen, wie hilflos sie werden.					
19. Ich bräuchte eine bessere Ausbildung für die Arbeit.					
20. Es ist schwer ihr Verhalten den Familien anderer Heimbewohner zu erklären.					

(Gruetzner, 1992, S. 300)

1.4 Nicht demente Mitbewohner

Nicht nur mit Angehörigen, sondern auch mit den nicht dementen Mitbewohnern, die 24 Stunden mit Alzheimer-Kranken unter einem Dach leben, sind Einzelgespräche nötig, um Unverständnis und Ängste abzubauen. Solche Gespräche sind Teil der Handlungsebene der Einzelbetreuung.

1.4.1 Demenz als Krankheit verstehen

Beispiel: Frau A. bewohnt ein Einzelappartement auf der Pflegestation und ist geistig noch sehr rege, an allem Geschehen im Heim und in der Welt sehr interessiert. Frau H. wohnt auf derselben Ebene, jedoch spiegelbildlich gegenüber auf der anderen Flurseite. Frau H. ist zeitlich, örtlich und zu ihrer Situation nicht mehr orientiert. In fester Überzeugung, in »ihre Wohnung« zu gehen, betritt sie das Zimmer von Frau A., die im Rollstuhl sitzt. Frau A. fordert Frau H. freundlich auf, ihr Zimmer zu verlassen. Frau H. versteht das nicht und will ihrerseits Frau A. aus »ihrer Wohnung« hinauswerfen. Dann beginnt Frau H. »in ihrer Wohnung ihre Sachen« zu suchen. Lautes Schimpfen alarmiert die Mitarbeiter. Solche Vorkommnisse sind keine Seltenheit in Altenheimen, in denen Demente und Nicht-Demente miteinander leben. Ein längeres Gespräch mit Frau A., das wegen ihrer Schwerhörigkeit nicht einfach war, bewirkte, daß Frau A. das Verhalten von Frau H. als krankheitsbedingt verstehen konnte. Sie verstand nun auch die Angst der Frau H., die, ohnehin in ihrer Orientierung beeinträchtigt, nun auch noch »in dem einzig vertrauten Raum eine fremde Frau und fremde Möbel fand«. Frau A. bezeichnete fortan das Verhalten von Frau H. nicht mehr als »impertinent«, sondern rief die Mitarbeiter, wenn Frau H. als ungebetener Besuch erschien.

Das Beispiel zeigt, wieviel Sachinformation zum Krankheitsbild Alzheimer-Demenz für das Zusammenleben positiv bewirken kann.

1.4.2 Die Angst vor der eigenen Demenz

Bereits in Kapitel IV.4.2 sprachen wir die Angst vor der eigenen Demenz an, die durch die Konfrontation mit dementen Mitbewohnern ausgelöst werden kann. Manchmal hört man die Argumentation, man solle die geistig Gesunden vor dieser Konfrontation schützen, um sie nicht zu überfordern. Schließlich seien ja auch die nicht dementen Bewohner in einem Pflegeheim alt und hätten Anspruch auf ihre Ruhe und Schutz vor Belästigungen und entmutigenden Bildern. Manches scheint an diesen Überlegungen zweifelsfrei berechtigt. Aber wo ist die Grenze zu setzen, wann jemand um der anderen willen aus der gewohnten Umgebung zu entfernen ist? Denn nicht alle sind bereits bei Einzug in ein Pflegeheim hochgradig dement oder bleiben vom Tag der Aufnahme an geistig gesund. Welche psychologische Rückwirkung würde es auf die geistig Gesunden haben, wenn die Betreuung der Dementen hinter »verschlossenen Türen« stattfände? Welche Schwellenängste würden hier produziert? Uns scheint eine offene, einsehbare, intensive Tagesbetreuung der Dementen mit deutlich strukturiertem Tagesablauf die bessere Alternative. Eine solche Tagesbetreuung sorgt dafür, daß Verwirrte nicht mehr hilflos herumirren und ihre Mitbewohner über Gebühr stören. Gleichzeitig kann jeder heute noch geistig Gesunde sehen, wie in seinem Heim Menschen begleitet werden, die dement geworden sind. Das muß nicht nur Angst vor Erkrankung machen, das kann auch ein Gefühl der Sicherheit und des Vertrauens schaffen.

2. Sozialtherapeutische Gruppenarbeit

Nachdem die Handlungsmöglichkeiten der Einzelberatung an den vier wichtigsten Zielgruppen sozialer und therapeutischer Arbeit mit Alzheimer-Dementen betrachte wurden, geht es nun um die Handlungsebene der Gruppenarbeit. Gruppen können in der sozialtherapeutischen Arbeit einen großen pädagogischen, psychologischen und sozialen Wert haben. Im folgenden soll untersucht werden, wie Gruppenarbeit mit Dementen, ihren Angehörigen, den Mitarbeitern und nicht dementen Mitbewohnern konkret werden kann, damit Alzheimer-Kranke in der stationären Altenhilfe einen Raum für Lebensentfaltung und Geborgenheit finden.

2.1 Entwurf eines Beschäftigungsprogramms zur Strukturierung eines Tagesablaufs für eine Gruppe dementiell Erkrankter

Gruppenarbeit mit Dementen soll hier schwerpunktmäßig beschrieben werden als bewußt herbeigeführte Bewohnergruppengemeinschaft, mit der ein strukturierter Tagesablauf gelebt wird. Ein Beschäftigungsprogramm für demente alte Menschen soll unter Berücksichtigung all der in Kapitel IV.1 diskutierten persönlichen Bedürfnisse und individuellen Kompetenzen entworfen, aber in der Gruppe gemeinsam verwirklicht werden. So wird individuelle Förderung durch Motivation und Erlebnischarakter der Gruppenerfahrung gesteigert.

2.1.1 Die herausragende therapeutische Bedeutung eines strukturierten Tagesablaufs

Das herausragende Problem des Alzheimer-Kranken heißt: Verlust seiner Orientierung. Zeitlich, örtlich, in der Gestaltung des eigenen Lebens, im Geflecht zwischenmenschlicher Beziehungen verliert er zunehmend an Koordinations- und Orientierungsfähigkeit, (Kapitel II und III). Dieser Verlust bewirkt tiefe Lebensangst und Verwirrtheit.

»Wir wissen heute, daß die Verwirrtheit an sich keine Krankheit ist, sondern eine Reaktion auf körperliche Erkrankungen, auf sozial verwirrende Faktoren, auf Beziehungsstörungen, auf Verlusterfahrungen usw. [...] Psychische Veränderungen können vor diesem Hintergrund als Form und Fähigkeit verstanden werden, Verluste zu kompensieren bzw. den neuen Zustand nach Verlusten ausschaltbar zu machen.« (Hoffmann, 1987, S. 230)

Ein klar strukturierter Tagesablauf kann verlorengegangene Fähigkeiten der Orientierung und Koordination kompensieren und somit Verwirrtheit bei Alzheimer-Kranken verringern helfen. Die Tagesstruktur

»sollte von Tag zu Tag möglichst gleich sein, um Bekanntheit und Vertrautheit zu schaffen. [...] wenn Demente nicht zu sinnvoller Tätigkeit angeleitet werden, verfallen sie leicht in Un-Sinn. Der Tagesablauf sollte aber auch genügend Ruhepausen ermöglichen. Bei der Einrichtung einer optimalen Tagesstruktur bedarf es also einer ›Gratwanderung‹ zwischen notwendiger Anregung und zu vermeidender Überforderung.« (Wächtler, 1990, S. 82)

Der struktuierte Tagesablauf ist Teil des milieutherapeutischen Ansatzes: Beziehungspflege, psychosoziale Betreuung, konstante Bezugspersonen, der in Kapitel V.1.1.5 vorgestellt wurde.

2.1.2 Personal

Die Gestaltung einer Tagesstruktur mit Alzheimer-Kranken wird in der Regel in einer Tagesgruppe, einer Gemeinschaft von Menschen mit vergleichbaren Krankheitsbildern, zeitlich parallel zum übrigen Stationsgeschehen stattfinden. Viel hängt daher von der einvernehmlichen Zusammenarbeit zwischen Mitarbeitern im »normalen« Stationsbereich und denen in der Tagesgruppe ab. Wird die Arbeit der jeweils anderen als Ergänzung zur eigenen oder als

Konkurrenz gesehen? Von zentraler Bedeutung sei die freie Entscheidung für diese Aufgabe; um sich aber für diese Form der Betreuung (Tagesgruppe) als selbstgewählten Schwerpunkt entscheiden zu können, müsse der einzelne Mitarbeiter sich zuvor innerlich von der bislang praktizierten körperbetonten (Versorgungs-)Pflege »lossagen« (Haeberle, 1988, S. 41).

So wissen Mitarbeiter einer Einrichtung zu berichten, die in einer therapeutische Tagesgruppe mit dementen Heimbewohnern leben.

2.1.3 Räumlichkeiten

Orientierungshilfe ist auch das oberste Gebot bei Auswahl und Organisation der Räumlichkeiten für die Durchführung eines Beschäftigungsprogramms. Die in Kapitel V.1.1.9 diskutierten Aspekte zur Mobilität müssen hier volle Beachtung finden:

- eine klar und einfach gegliederte Einrichtung,
- Hindernisse, wie Stufen, entweder vermeiden oder deutlich kennzeichnen,
- Fußboden sollte keine Markierungen aufweisen, die als Hindernisse mißverstanden werden können,
- Kontrastfarben helfen, räumliche Grenzen, Möbel und Wände zu erkennen,
- Räume sollten gleichbleibend eingerichtet sein,
- es muß einen Ort für Handwerk, Küchenarbeit etc. geben,
- ein Ort für Entspannung und Rückzug ist wichtig,
- Orte verschiedener Aktivitäten sollten untereinander offen verbunden und gut erreichbar sein,
- freie Areale für Tanz, Gymnastik, Bewegungsspiele,
- keine Reizüberflutung,
- optische Hinweise zur Tages- und Jahreszeit wie Uhren, Kalender, Raumdekoration, Zeitungen ... ,
- ein zentraler Ein- und Ausgang, der überwacht werden kann, aber offenbleiben sollte, damit nicht das Gefühl von Eingeschlossensein aufkommt.

Für Demente behindertengerecht gestaltete Räumlichkeiten müssen nicht teuer sein: »Wir brauchen keine teuren Therapieräume, sondern Lebensräume, die den Vorstellungen unser Bewohnergeneration entsprechen.« (Haeberle, 1988, S. 24)

2.1.4 Auswahl alltäglicher Aktivitäten

»Der Tagesablauf in der Institution sollte aus natürlichen Beschäftigungen, Mahlzeiten, Spaziergängen und Klönen (bzw. Ratschen) bestehen.« (Wächtler, 1990, S. 82)
Und so können die Schwerpunkte eines Beschäftigungsprogramms in einer Tagesgruppe je nach Teilnehmer sehr verschieden aussehen. Gemeinsame Mahlzeitvorbereitung mit hauswirtschaftlichen Tätigkeiten ist denkbar.

»Kostspieliges Material ist nicht erforderlich; die Motivation ist bei schon bekannten Materialien viel größer – bei gleichem therapeutischen Erfolg. Die Finger lassen sich durch das Kneten von Kuchenteig genauso beweglich halten wie mit teurem Ton, der zudem für die meisten unbekannt ist.« (Haeberle, 1988, S. 25)

»*Mahlzeiten* sollten breiten Raum im Tagesablauf einnehmen. Sie bieten Geselligkeit und Gelegenheit zu gegenseitiger Hilfe, wodurch das Gefühl, sich nützlich zu machen, vermittelt wird.« (Wächtler, 1990, S. 82)
Zu erstaunlichen Beobachtungen sind Demente auf *Spaziergängen* fähig. Manche reagieren in der Geborgenheit vertrauter Gesichter der Gruppe, aber in verändertem Umfeld völlig unerwartet, manchmal viel wacher und interessierter.
Reden ist eine wichtige alltägliche Aktivität. Auch Alzheimer-Kranke reden gern, auch wenn sie nur noch Wortsalat zustande bringen. Bemerkenswert ist, wie gut Demente sich untereinander zu verstehen scheinen. Positives Eingehen und Verständnis honorieren Alzheimer-Demente mit spürbarer Dankbarkeit. Haustiere können sinnvolle Aktivität auslösen:
»*Tiere* vermögen Dementen das Gefühl zu vermitteln, gebraucht zu werden und nützlich zu sein. Sie lenken ab und machen Freude. Sie können Mittler für Kontakte sein.« (Wächtler, 1990, S. 83)
Auch *Musik* spielt eine wichtige Rolle. Selbst hochgradig Demente nehmen mit großer innerer Beteiligung passiv und aktiv an Musik und Gesang teil. Volks- und Kirchenlieder werden erinnert. Menschen im fortgeschrittenen Krankheitsstadium können mitunter noch Instrumente spielen. Singen und Musizieren vermittelt Harmonie und Gemeinschaftsgefühl, beruhigt und schenkt Erfolgserlebnisse und Freude.
Märchen-Erzählen gehörte zum festen Aufgabenbereich von Eltern und Großeltern. Märchen sind daher der Generation, die wir heute in Pflegeheimen betreuen, bestens bekannt. Darum sind Märchen-Hören und Miterzählen sinnvolle Aktivitäten, die das Gedächtnis fördern und Erfolgserlebnisse schenken, aber auch vertraute Klänge in das Lebensumfeld bringen.

Einfache handwerkliche Tätigkeiten orientieren sich an den Berufen der Mitglieder einer Tagesgruppe oder an deren hausfraulichen Pflichten.
Auch *Gesellschaftsspiele* erfreuen sich großer Beliebtheit, wurden sie auch in gesunden Tagen gespielt.
Gemeinsame *Einkäufe* in vertrauten Geschäften können in den früheren Krankheitsphasen das Selbstwertgefühl deutlich steigern. In jedem Fall sollte der gemeinsame Tag mit einem ausführlichen Orientierungs- und Realitätstraining beginnen: Alle Gruppenmitglieder werden mit Namen begrüßt, die Mitarbeiter stellen sich ebenfalls vor. Datum, Uhrzeit werden genannt. Über die Jahreszeit und den Ort, an dem man sich befindet wird, gesprochen (Kapitel V.1.1.3). Ein besonderes Ereignis oder Vorhaben an diesem Tag wird vorgestellt und besprochen. Besonderheiten bei den Bewohnern wie z.B. Geburtstage, Besuche und Kleidung sind bei der morgendlichen Runde ganz wichtig.

2.1.5 Überlegungen zur Tätigkeitsabstufung und Analyse

Für alle die im vorherigen Abschnitt aufgezählten Aktivitäten eines strukturierten Tagesablaufs gilt: fördern: ja – überfordern: nein !
Jede Tätigkeit sollte den geistigen Fähigkeiten und körperlichen Kräften des einzelnen entsprechen, und sie sollte für ihn selbst einen Sinn haben. Arbeiten um der Beschäftigung willen ist entwürdigend.

»Kein noch so großes Lob wird bewirken, daß ein Mensch mit einem Ergebnis zufrieden ist, das unter seinem Standard liegt. Um einen [Therapie-]Erfolg zu garantieren, muß die erforderliche Leistung den körperlichen, geistigen und wahrnehmenden Fähigkeiten des Kranken angepaßt sein.« (Zgola, 1989, S. 38)

Unter Tätigkeitsabstufung verstehen wir die unterschiedlichen Aktivitäts- und Schwierigkeitsgrade einer Tätigkeit. Aufgabe der Mitarbeiter ist es, innerhalb einer gemeinsamen Gruppenaktivität dem einzelnen genau die Aufgabe nach Umfang und Schwierigkeit anzubieten, die seinen gegenwärtigen Kompetenzen entspricht. »Tätigkeiten, die sich am besten zu dieser Art von Abstufung eignen, sind solche, die aus verschiedenen Arbeitsschritten bestehen, von denen jeder einfach ist und wiederholt wird.« (Zgola, 1989, S. 39)
Ein gutes Beispiel ist die Herstellung von Obstsalat: Viele Früchte müssen gewaschen, geschält, entkernt und zerkleinert werden. Viele können sich unterschiedlich aktiv daran beteiligen, wobei alle das Gefühl haben, mitgewirkt zu haben.

Bei der Analyse gilt es zu fragen, was durch eine bestimmte Tätigkeit genau gefördert oder bewirkt wird: körperliche Funktionen, seelische Kräfte, sensorische Anregung und Befriedigung, Erfolgserlebnisse?
Immer wieder ist die Frage nach der Balance zwischen Förderung und Überforderung zu stellen. Hierzu ist zu sagen: »Der Wert einer Tätigkeit kann an der Erfüllung psychosozialer Bedürfnisse gemessen werden.« (Zgola, 1989, S. 41)

2.1.6 Beispiel eines strukturierten Tagesablaufs im Überblick:

Ein strukturierter Tagesablauf mit dementen Bewohnern eines Altenpflegeheimes könnte unter Berücksichtigung von angemessenem Fördern und Fordern so aussehen:

Zeit	Tätigkeit
$7^{15}-8^{00}$	Einzelne Begrüßung mit Namen und Frühstücksvorbereitung
$8^{00}-9^{00}$	Gemeinsames Frühstück
$9^{00}-10^{00}$	Spülen, Aufräumen, anschließend Tageszeitung lesen und weiteres Realitätstraining
$10^{00}-10^{30}$	Toilettentraining
$10^{30}-10^{45}$	Zwischenmahlzeit oder Getränke
$10^{45}-12^{00}$	Wechselndes Programm drinnen oder draußen
$12^{00}-12^{30}$	Vorbereitung für das Mittagessen
$12^{30}-13^{00}$	Mittagessen
$13^{00}-13^{30}$	Toilettengang
$13^{30}-14^{45}$	Mittagsruhe
$14^{45}-15^{00}$	Vorbereitung auf das Kaffeetrinken
$15^{00}-15^{30}$	Cafeteria
$15^{30}-16^{00}$	Toilettentrainig
$16^{00}-17^{15}$	Wechselndes Programm drinnen oder draußen
$17^{15}-17^{30}$	Getränke
$17^{30}-18^{00}$	Vorbereitung auf das Abendessen
$18^{00}-18^{30}$	Abendessen
18^{30}	Rückkehr der Bewohner aus der Tagesgruppe in ihre Wohnappartements

Zugunsten von Ausflügen müssen Programmzeiten flexibel gehandhabt werden können. Ansonsten sollte ein als sinnvoll erkannter Tagesablauf um der Bewohnerorientierung willen unbedingt in seinem Rhythmus eingehalten werden.

2.1.7 Umgang mit Mißerfolgen in der Gruppenarbeit

Natürlich schätzen Mitarbeiter bei der Tätigkeitsabstufung die vorhandenen Kompetenzen und Kapazitäten der ihnen Anvertrauten nicht immer richtig ein. Überforderung führt dann leicht zu Verzagtheit oder größerer Verwirrtheit, Unterforderung zu Desinteresse. Hier gilt es, die Ursachen zu suchen und einen neuen Anfang zu wagen. Manchmal sind es aber auch nur Kleinigkeiten, die große Wirkung haben, wie Zgola an einem anschaulichen *Beispiel* zu berichten weiß:

»Eine alte Dame sollte Sellerie für ein Eintopfgericht hacken. Der Betreuer gab ihr das Messer in die rechte Hand und den Sellerie in die linke und erklärte ihr, wie sie hacken sollte. Sie tat nichts, obgleich diese Aufgabe unbedingt ihren Möglichkeiten entsprach. Der Betreuer machte mit ihren Händen die Schneidebewegung. Sie verhielt sich weiterhin passiv und hatte die Augen geschlossen. [...] Einer plötzlichen Eingebung folgend, nahm der Betreuer Messer und Sellerie und legte beides vor ihr auf das Brett, wobei er nochmals die Anweisung wiederholte. Die alte Dame machte die Augen auf, nahm das Messer in die linke Hand, den Sellerie in die rechte und begann mit großem Eifer, das Gemüse zu zerkleinern.« (Zgola, 1989, S. 76–77)

Situationsanalyse lohnt sich also. Da wir bis heute über keine ausreichend erfolgreiche medizinische Therapiemöglichkeit bei Morbus Alzheimer verfügen, bleibt die Milieutherapie mit strukturiertem Tagesgruppenangebot die entscheidende Hilfsmöglichkeit für Demente im stationären Bereich. Partielle Mißerfolge können daher auf keinen Fall Verzicht auf diese Möglichkeiten bedeuten.

2.1.8 Reaktionen der Erkrankten auf strukturierte Tagesprogramme

Unterschiedlich sind Reaktionen der Erkrankten auf das Angebot einer Gruppe mit strukturiertem Tagesablauf. Haeberle vom Kuratorium Deutsche Altershilfe weiß zu berichten, daß trotz mancher äußerlichen Schwierigkeiten in einem Dortmunder Heim das Tagesprogramm für Desorientierte eine deutliche Verbesserung deren Lebensqualität bewirkt habe. Die veränderte Einstellung zeige sich auch in dem drastisch reduzierten Einsatz an Psychopharmaka (Haeberle, 1988, S. 35).

Zgola berichtet aus US-amerikanischer Sicht auch überwiegend von positiven Reaktionen, weiß aber auch einige ablehnende Haltungen zu deuten:

Da seien zum einen die Kranken, die trotz Programm ständig ängstlich und bedrückt bleiben. Dies seien oft ehemalige Geschäftsleute oder Verwaltungsbeamte, die früher neben ihrer Arbeit wenig Freizeitaktivitäten ausüben konnten, und Menschen, die sich gesellschaftlich wenig betätigt hätten. Auch Menschen, die vor der Erkrankung ungesellig, fordernd und bindungslos gewesen seien, könnten einem Tagesprogramm selten etwas abgewinnen, weil es ihnen schwerfalle, sich einzufügen und Freizeit gemeinsam zu gestalten (Zgola, 1989, S. 82ff.).

Nicht nur weil mehrheitlich milieutherapeutische Arbeit den Alzheimer-Kranken hilft und es keine medizinische Alternative gibt, ist das Festhalten an dieser Therapie sinnvoll; bereits ein einzelner, der durch einen strukturierten Tagesablauf aus der Chaosangst seiner Orientierungslosigkeit herausfindet, lohnt allen Einsatz.

T. Arie geht im Resümee zur Beschreibung des Nottingham-Modells – Integration von psychozosialer Beziehungspflege und fachärztlicher Versorgung bei Dementen – noch einen Schritt weiter:

»Es besteht schon jetzt die allgemeine Überzeugung, daß die Art, wie wir Personen behandeln, und die Umgebung, die wir ihnen bieten, Folgen für ihr Verhalten und Wohlbefinden haben. Wenn aber tatsächlich gezeigt werden kann, daß diese Maßnahmen imstande sind, die jeweilige Struktur des Gehirns zu beeinflussen, betreten wir ein völlig neues, ermutigendes Stadium. Es ist zu früh, sicher zu sein, aber die Zeichen deuten darauf hin, daß sich die Art und Weise unserer Langzeitbehandlung nicht nur in Funktionen, Verhalten und Zufriedenheit der Patienten zeigt, sondern daß wir so auch die Struktur ihres Gehirns zum Besseren hin verändern können.« (Margret M. Baltes/Gutzmann, 1990, S. 111)

2.2 Gruppenarbeit mit Angehörigen

Gruppenarbeit mit Angehörigen kann verschiedene Themen und Gestalten haben. In der Begegnung mit der Gruppe dementer Heimbewohner erleben Angehörige, daß die Erkrankung ihres Partners oder ihrer Eltern kein Einzelschicksal ist. In Angehörigen-Selbsthilfegruppen geschieht Information und Aufarbeitung verdrängter Erlebnisse und Erfahrungen.

2.2.1 Einbeziehen der Angehörigen in Tagesprogramme der Dementen

Angehörige können bei der Realisierung einzelner Teile eines Tagesprogrammes behilflich sein. Vielen Angehörigen tut dies gut, weil sie so ihren Wunsch, etwas für den Kranken zu tun, verwirklichen. Mit der Übersiedlung ins Heim sind dann doch nicht alle gemeinsamen Erlebnismöglichkeiten zu Ende. Auch gewinnen Angehörige auf diese Weise Einblick in die Lebenssituation im Pflegeheim. Das beruhigt sie. Auch auf die kranken Bewohner hat die Präsenz ihrer Lieben eine positive Wirkung: Verlustängste und der Drang, nach Hause zu wollen, werden in der Regel seltener. In »Dortmund-Burgholz« gibt es sogar einen »10köpfigen Angehörigenbeirat, der sich nach einem ersten Angehörigentreffen [...] konstituierte« (Haeberle, 1988, S. 36).

2.2.2 Angehörigen-Selbsthilfegruppen

In den alten Bundesländern existieren nach Auskunft der Deutschen Alzheimer-Gesellschaft 75 regionale Alzheimer-Gesellschaften und -Angehörigengruppen zwischen Bremen und Lindau/Bodensee, und in den neuen Bundesländern gibt es bereits eine Adresse in Magdeburg und in Dresden.

Die Angehörigengruppen vermitteln notwendige Informationen zum Krankheitsbild selber und zu Hilfsmöglichkeiten für Betroffene und Familien. Ob in hausinternen, regionalen oder örtlichen Angehörigengruppen, immer geht es auch um die eigene Anpassung an die Krankheit eines Familienangehörigen. Howard Gruetzer nennt fünf Stadien eines solchen Anpassungsverlaufs:
1. Stadium: Verleugnung
   Man will die Erkrankung nicht wahrhaben und entschuldigt auftretende Symptome der Vergeßlichkeit.
2. Stadium: Überengagement
   Man versucht, die durch die Krankheit entstehenden Beeinträchtigungen zu kompensieren.
3. Stadium: Ärger
   Er ist Folge der Einsicht, daß die Kompensationsversuche nicht wirchlich helfen.
4. Stadium: Schuld
   Der Blick in die Vergangenheit fragt: »Was wäre, wenn ...?«
5. Stadium: Akzeptieren
   Probleme werden gelöst oder wenigstens akzeptiert (nach Gruetzner, 1992, S. 135).

Auf dem Wege durch diese Stadien der Anpassung können Angehörige gleicher Erfahrung einander gut helfen.

2.3 Gruppenarbeit mit Mitarbeitern

Auch für die Mitarbeiterbegleitung lassen sich pädagogische, psychologische und soziale Vorteile einer Gruppenarbeit nennen.

2.3.1 Supervision und Fortbildung

Die amerikanische Studie »New Directions in understanding Dementia and Alzheimer's disease« kommt Lory E. Bright-Long in der Analyse der Mitarbeitersituation zu dem Ergebnis, daß die meisten Pflegeschwestern von einem »traditionell therapeutischen Pessimismus« geprägt seien und es einer intensiven Fortbildung bedürfe, um sie zu einer Beziehungspflege zu befähigen (Zandi/Ham, 1990, S. 125).

Außerdem sind, so Bright-Long, Mitarbeiter oft mit »extremen sozialen, ökonomischen und psychosozialen Problemen belastet«. Pädagogische Programme für Pflegemitarbeiter sollten aufgelegt werden und folgendes leisten:

»(1) understanding of the mental health needs of elderly residents,
 (2) how to respond to those needs therapeutically,
 (3) how to enhance and receive group support, and most importantly,
 (4) feel valued in what they do.« (Zandi/Ham, 1990, S. 126)

Supervision und Fortbildung sollen die fachliche Kompetenz der Mitarbeiter für den Umgang mit dementen Menschen fördern. Gleichzeitig können Fortbildung und Supervision auch helfen, ein Helfer-Syndrom (Kapitel IV.3.1) abzubauen und die seelische Gesundheit der Helfenden stärken, »indem sie Elemente der emotionalen Erziehung und Selbsterfahrung einbeziehen« (Schmidbauer, 1992, S. 205).

Die Erfahrung, Gleichbetroffener in einer Gruppe zu sein, kann eine wesentliche Hilfe zur wechselseitigen Förderung und Offenheit werden.

Wenn die entscheidende Hilfestellung und Therapie für Alzheimer-Demente die konstante Beziehung zu Mitarbeitern sein soll, müssen diese Mitarbeiter beziehungsfähig sein. Eigene psychische Störungen und soziale Probleme sowie Über-Identifizierungen können diese Beziehungsfähigkeit nachhaltig stören und müssen deshalb erkannt und behoben werden. Bevor Beziehungspflege an hilflosen Kranken experimentiert wird, trainiert man am besten Beziehungsfähigkeit unter Partnern mit gleichen Voraussetzungen – also Mitarbeitern unter sich. Supervision als berufsbegleitendes Gruppengespräch unter fachlicher Anleitung für Mitarbeiter in der stationären Betreuung Alzheimer-Kranker ist also sowohl unter der Fragestellung seelischer Gesundheit und Konfliktbewältigung bei den professionellen Helfern als auch unter fachspezifischen Aspekten für die Krankenbetreuung zu sehen und zu entwickeln.

2.3.2 Berufliche Sozialisation als pädagogische Aufgabe

Mit beruflicher Sozialisation ist die Integration eines Mitarbeiters in eine Mitarbeitergemeinschaft und die Heimorganisation gemeint; aber auch seine Identifikation mit der Berufsrolle, seine Konzentrationsfähigkeit, sein Einfühlungsvermögen gegenüber den Hilfsbedürftigen und ihrer Welt, die Bereitschaft zu akzeptieren und zu hinterfragen und schließlich sich selbst als in der Entwicklung befindlich zu verstehen, verbunden mit der Bereitschaft zu Fortbildung und Kritikfähigkeit.

Mitarbeiter der Altenpflege bringen sehr verschiedene Voraussetzungen zu solcher beruflichen Sozialisation mit. Aufgabe einer sozialtherapeutischen Mitarbeiterbetreuung ist es, diese unterschiedlichen Voraussetzungen zu erkunden und Hilfestellungen anzubieten. In der stationären Altenhilfe wird der entscheidende Teil beruflicher Sozialisation durch das Zusammenarbeiten und Leben mit Kollegen und Bewohnern bewirkt oder eben nicht. In der Mitgestaltung des Betriebsklimas kann sozialtherapeutische Arbeit wesentliche Beiträge hierzu leisten.

2.4 Gemeinsame Gruppenarbeit mit den dementiell nicht erkrankten Mitbewohnern

Durch Tagesgruppen für demente Heimbewohner (Kap. V.2.1) erfolgt eine wesentliche Entspannung im Zusammenleben von Dementen und Nicht-Dementen innerhalb eines Hauses oder einer Station. Feste, Ausflüge und Gottesdienste sind gute Gelegenheiten für gemeinsame Erlebnisse. Dementiell Erkrankte erleben bei solchen Anlässen ungezwungen die »normale« Welt.

2.4.1 Feste

Jahreszeitenfeste, Kirchenfeste, Jubiläen, Geburtstage sind Höhepunkte im Heimalltag und schaffen Orientierung. Feste können von hohem therapeutischen Wert sein, wenn auch Demente an ihrer Vorbereitung beteiligt werden und sich so einbringen können: Raumgestaltung, Backen, Kochen, Tischdecken, aber auch Lieder-Einstudieren und Sitztänze-Vorbereiten sind Elemente kreativer Vorbereitung.

Mancher geistig gesunde Bewohner staunt nicht selten, was seine dementen Mitbewohner unter dem Einfluß einer festlichen Atmosphäre noch vermögen. Auch diese Erfahrung kann die Angst vor der eigenen Demenz mindern.

Essen, Trinken, Singen, Lachen, Musizieren, Zuschauen und Zuhören, Tanzen und Klatschen schenkt Freude, und gemeinsam erlebte Freude verbindet emotional.

2.4.2 Ausflüge

Gemeinsame Ausflüge von Dementen und Nicht-Dementen müssen sehr sorgfältig geplant werden.
Die Ausflugsziele dürfen den einen nicht zuviel und den anderen nicht zuwenig anregen.
Für alte Menschen, aber ganz sicher für dementiell Erkrankte vergrößert eine große Menschenmenge die Orientierungsunsicherheit. Darum sind kleine Ausflugsgruppen angebracht. Es sollten Menschen eine Gruppe bilden, die vergleichbare Lebensinteressen haben oder hatten. Manchmal fühlt sich ein Alzheimer-Kranker wohl, wenn er um sich wenige Menschen über Themen reden hört (z.b.: Beruf), die ihm selbst vertraut sind.
Ausflüge bringen Leben und Abwechslung in den Heimalltag. Aber es gilt, unbedingt die unterschiedlichen Belastungsgrenzen der Bewohner zu beachten. Muß ein Ausflug abgebrochen werden, weil die Belastungsgrenzen eines Teilnehmers überschätzt wurden, so stiftet dies keine Gemeinschaft, sondern eher Ärger, Unruhe und Ablehnung: »Wegen der müssen wir jetzt schon nach Hause; so jemanden kann man ja auch nicht mehr mitgehen lassen!«
Auch das Schamgefühl ist zu berücksichtigen. Nicht jeder möchte sich mit einem Alzheimer-Kranken in der Öffentlichkeit sehen lassen.
Kennt man »seine« Heimbewohner und beachtet die genannten Aspekte, so können Kleingruppenausflüge für Demente und Nicht-Demente eine echte therapeutische Bereicherung sein.

2.4.3 Gottesdienste

Mit Klaus Depping (1989, S. 57) ist der Verfasser der Meinung:

»Altersverwirrte Menschen gehören in die gottesdienstliche Gemeinschaft aller Gemeindemitglieder, denn auch sie gehören zum Leib Christi. Wenn sie zum sonntäglichen Kirchgang in der Lage sind, sollten sie nicht ausgeschlossen werden. Angehörige sollten ermutigt werden, ihr verwirrtes Familienmitglied nicht zu verstecken. In der Gemeinde sollte in geeigneter Weise das Bewußtsein geschaffen werden, diese Menschen auch bei eventuellen Störungen liebevoll anzunehmen. Auch bei einem Gottesdienst im Heim gehört der altersverwirrte Mensch dazu. Auch wenn er nicht alles aufnehmen kann, so hat er dennoch aufgrund der Vieldimensionalität des Gottesdienstes seine aufbauenden Erlebnisse.«

Unter Vieldimensionalität des Gottesdienstes verstehen wir: Lieder, Orgelspiel, Lesung, Predigt, Gebete, Gottesdienstraum, Abendmahl. Zum anderen bedeutet Vieldimensionalität des Gottesdienstes, daß Gott mit seiner unsichtbaren Dimension in die Dimensionen unserer Welt kommt. Wie Gott Menschen begegnet, damit diese Jesus Christus als ihren Herrn annehmen, bleibt sein geheimnisvolles Handeln. Schon die Bibel bezeugt, daß dieses Handeln nicht an bestimmte mentale Fähigkeiten auf seiten der Menschen gebunden ist.

Für die Gottesdienstgestaltung mit dementen Menschen sind einige Kriterien sinnvoll zu beachten:

- Vertraute Texte in vertrauter Sprache lesen,
- vertraute Thematiken wählen,
- narrative Texte lesen,
- Lebenssituation ansprechen,
- langsam sprechen und beten,
- zentrale Aussagen wiederholen,
- vertraute Liederverse als Gebete wählen,
- langsam und deutlich singen,
- kurze Predigt (8–10 Minuten),
- höchstens zwei zentrale Gedanken in der Predigt,
- um Predigtgedanken narrativ kreisen,
- Abendmahl in der für den Verwirrten gewohnten Weise feiern: Gemeinschaftskelch, Oblate, Wein . . .

Die Atmosphäre des Gottesdienstraumes ist von entscheidender Bedeutung: Ruhe, Feierlichkeit, Wachskerzen, Talar, Orgel, Erinnerungshilfen an frühere Kirchenbesuche.

Sozialtherapeutische Gruppenarbeit soll Gemeinschaftsbildung fördern, integrieren und im Schutzraum einer Gruppe Problembewußtsein, Selbsterkenntnis, Lernprozesse und Therapie realisieren und begünstigen.

3. Sozialtherapeutische Gemeinwesenarbeit

Sozialtherapeutische Einzeltherapie und -beratung sowie Gruppenarbeit mit Alzheimer-Kranken, ihren Angehörigen, den Mitarbeitern und nichtdementen Mitbewohnern im Altenheim brauchen flankierende Gemeinwesenarbeit, damit sie gelingen können. Wir müssen das Verhältnis zwischen den Dementen und ihren Weggefährten im Heim und der Welt draußen therapieren, damit Therapie an Alzheimer-Kranken voll wirksam wird. Einige der hier notwendigen Ansätze sollen anhand der vier bekannten Zielgruppen kurz skizziert werden.

3.1 Dementiell Erkrankte

Die Schwellenangst vor der Übersiedlung in ein Alten- oder Pflegeheim ist bei Betroffenen wie Angehörigen gleichermaßen sehr hoch. Der Gedanke an Heim assoziiert bei vielen: Endstation, Einsamkeit, geschlossenes Ghetto, aus dem es kein Entrinnen mehr gibt.

Hinzu kommt die finanzielle Sorge, wer die notwendigerweise hohen Kosten bezahlen soll.

3.1.1 Stadtteilbezogene Aktivitätszentren statt geschlossener Verwahranstalten

Es ist verständlich, daß viele Angst vor der »fremden Welt Heim« haben und erst zu einem Zeitpunkt zur Heimaufnahme kommen, wenn die Hilflosigkeit so groß ist, daß es zu Hause keine Lösung mehr gibt. Dann aber ist bei Alzheimer-Kranken das Orientierungsvermögen bereits so stark gestört, daß ein orientiertes Einleben kaum noch möglich ist. Wie wäre es, wenn bei Pflegebedürftigkeit der Ort, an dem stationäre Pflege erfolgt, und einige Bezugspersonen dem Betroffenen schon vertraut wären? Wesentliche Voraussetzungen für eine erfolgreiche Betreuung wären gewonnen. In seinem Buch »Öffnet die Altersheime« fordert Konrad Hummel (1988, S. 175) eine gemeinwesenorientierte Sozialarbeit mit alten Menschen:

»Gemeinwesenarbeit [...] zielt auf kontroverse Begegnung mit anderen Gruppen, anders Denkenden, anders Altrigen. Dies weckt das gegenseitige Verständnis [...]. Sie sucht die Öffentlichkeitsarbeit über Stadtteilzeitung, Prospekt, Presse. Sie ruft ihre Anliegen überall in Erinnerung. Sie schlägt eine Brücke zwischen den Alten im Heim und den Bewohnern einer Stadt. Sie sucht neue Formen wie Gruppen- und Vereinsbildung intern, gemeinsame Aktivitäten mit Teilnehmern aus dem Gemeinwesen in Begegnung und Bildung, im Sozialdienst.«

Die hier angesprochene Öffentlichkeitsarbeit schafft über Information und gemeinsame Aktivitäten Transparenz der Heimsituation und soziale Verzahnungen zwischen Heimbewohnern und Nachbarn im Stadtteil.

Der hier angedachte Ansatz wird in Dänemark mit großem Erfolg konsequent gelebt. Das dänische Parlament hat den Bau klassischer Pflegeheime gesetzlich gestoppt und der Entwicklung von alternativen Wohnbetreuungs- und Pflegeformen den Vorrang gegeben. Es wurden nicht nur bestehende Pflegeheime durch gemeinwesenorientierte Sozialarbeit geöffnet, sondern ganz neue Aktivitätszentren gebaut, denen Altenwohnungen und Pflegeplätze angegliedert sind. Das dänische Sozialministerium schreibt hierzu:

»Das neue Gesetz über Altenwohnungen hat dazu beigetragen, die Gemeinden zur Durchsicht des gesamten Altenbereiches anzuspornen und Wohnungen, Pflegeheime, Aktivitäts- und Fürsorgeangebote zu planen [...]. Obwohl viele Pflegeheime bewahrt bleiben, werden sie vielerorts in Seniorenzentren umgebildet, die neben den bestehenden Pflegewohnungen auch Sozialwohnungen im Anschluß an das Pflegeheim haben. Die Aktivitäts- und Fürsorgeangebote stehen auch den Bewohnern der neuen Wohnungen sowie oftmals auch den Senioren des Einzugsbereiches zur Verfügung.« (Sozialministerium, 1990, S. 16)

Der Verfasser konnte sich selbst von dem Umfang des Aktivitäts- und Fürsorgeangebotes in dänischen Altenzentren im Januar 1992 überzeugen: Ambulante Notrufversorgung für die Umgebung, Cafeteria, Billard-, Theater-, Konzert-, Skaträume, Werkzeuge und Material für verschiedenste handwerkliche Tätigkeiten, Weinkeller, Ergo- und Bewegungstherapie, Physikalische Therapie, fachärztliche Betreuung sind einige Beispiele, die ambulante und stationäre Nutzungsmöglichkeiten der Zentren verdeutlichen sollen.

Wir stellten eingangs fest, daß die Vertrautheit von Örtlichkeiten und Bezugspersonen bei Übersiedlung in eine Pflegeeinrichtung für die Betreuung eines Alzheimer-Kranken wesentlich ist. Der von Hummel theoretisch geforderte Ansatz und die in Dänemark umgesetzte Altenpolitik weisen einen guten Weg. Alte Menschen könnten, lange bevor sie an Demenz erkranken, vertraute Sozialkontakte in einem Aktivitätszentrum geknüpft haben, dort gegebenenfalls auch ambulante therapeutische Hilfe erhalten, in der ersten Krankheitsphase von Morbus Alzheimer zur Entlastung ihrer Angehörigen eine Tagesgruppe im Zentrum besuchen und so mit einem möglichen späteren Aufenthalt vertraut gemacht werden.

Sozialtherapeutisch orientierte Gemeinwesenarbeit sollte sich als Sofortmaßnahme um die Öffnung bestehender Heime mühen und langfristig die Entwicklung und den Bau von integrierten, stadtteilbezogenen Aktivitäts-, Therapie- und Pflegezentren vorantreiben.

Das Deutsche Zentrum für Altersfragen (DZA) und das Kuratorium Deutsche Altershilfe (KDA) greifen Ansätze dieser Überlegungen in ihrer Schrift »Heimkonzepte der Zukunft« auf und versuchen konzeptionelle, personelle und finanzielle Rahmenbedingungen zu formulieren.

3.1.2 Pflegeversicherung statt Sozialhilfe

Am Beispiel NRW belegt der 2. Landesaltenplan 1991 schon anhand der Bevölkerungsentwicklung, daß künftig eine über Sozialhife (= Steueraufkommen) finanzierte Pflegeversicherung alter Menschen nicht realistisch sein wird:

Das Schaubild verdeutlicht die Bevölkerungsentwicklung, ausgehend von 1988, bis zum Jahr 2020. Einer stark zunehmenden Altersgruppe der über 60jährigen steht eine tendenzielle Abnahme aller übrigen Altersgruppen gegenüber.

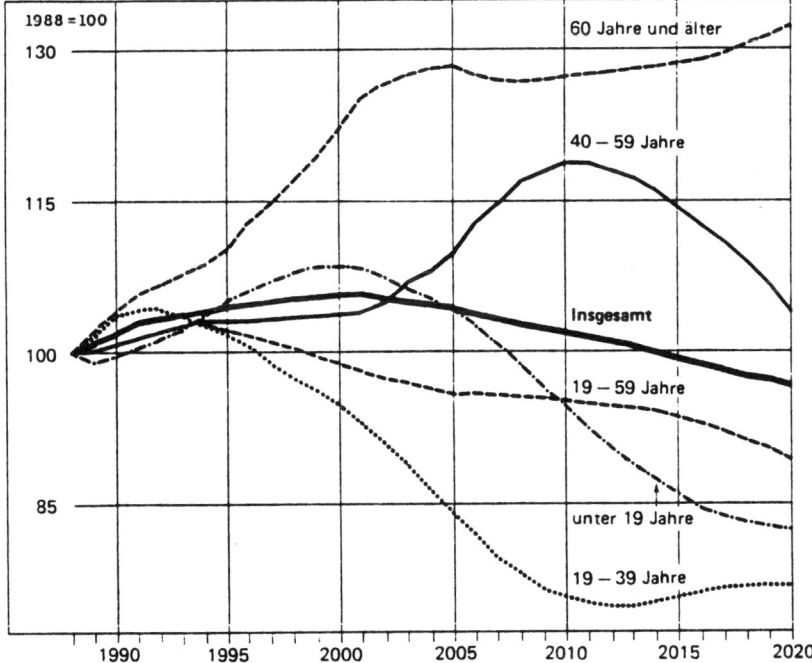

Schaubild zur Bevölkerungsentwicklung in NRW (MAGS, 1991, S. 121)

Das Landesministerium für Arbeit, Gesundheit und Soziales NRW resümiert:
»Die Landesregierung ist der Auffassung, daß für die soziale Sicherung bei Pflegebedürftigkeit unverändert dringend Handlungsbedarf besteht.« (MAGS, 1991, S. 37)

Handlungsbedarf besteht aber nicht nur aus finanziellen und demographischen Erwägungen, sondern auch aus sozialtherapeutischen Gründen:

Wenn Leistungen der stationären Altenhilfe trotz eines langen Berufslebens in den meisten Fällen nur noch mit Hilfe des Sozialamtes zu finanzieren sind, hat dies für die Betroffenen einen demütigenden Beigeschmack.

Darüber hinaus ist der notwendige Gang zum Sozialamt in nicht wenigen Familien die Ursache zu Streitigkeiten und tiefgreifenden Konflikten. Kinder bangen um ihr Erbe oder möchten ungern monatlich zu den entstehenden Pflegekosten, durch das Sozialamt verpflichtet, beitragen. Solche Konfliktsituationen wirken spürbar in die stationäre therapeutische Arbeit hinein. Mitunter können Alzheimer-Kranke nicht angemessen therapeutisch versorgt werden, weil Angehörige aus finanziellen Gründen der Einstufung in die Pflegekategorie »Gerontopsychiatrie« nicht zustimmen und somit die Einrichtung nicht ausreichend Personal vorhalten kann.

Ob Sozialhilfeempfänger oder Selbstzahler, solange Pflegebedürftigkeit nicht zum Versicherungsfall wird, bleiben eine Vielzahl von Konflikten mit deutlichen Auswirkungen für die zu Betreuenden.

Sozialtherapeutische Gemeinwesenarbeit muß also um des psychischen Wohlbefindens dementer Heimbewohner und ihrer angemessenen Versorgung willen auf die rasche Einführung der Pflegeversicherung hinwirken.

3.2 Gemeinwesenarbeit mit Angehörigen

Auf der Handlungsebene der Gemeinwesenarbeit soll jetzt die Zielgruppe der Angehörigen betrachtet werden:

»Angehörige sind die geborenen Lobbyisten für die Belange ihrer im Heim wohnenden Familienangehörigen, und sie sind, soweit Interessenidentität gegeben ist, somit auch potentielle Lobbyisten für die Heime. Da Angehörige zwischen ihrer eigenen Umgebung und dem Heim Kontakte aufbauen, bieten sie sich als Medium zur Öffnung der Heime hin zu diesen Lebenswelten an. Die Heime müssen Aktivitäten – um sie fruchtbar zu machen – als Chance begreifen.« (Deutsches Zentrum für Altersfragen, 1991, S. 33)

Sozialtherapeutische Arbeit kann vermittelnd eingreifen, wenn Mitarbeiter Angehörige nur als »störend« empfinden, und Wege entwickeln, wie die Bereitschaft zum Engagement bei Angehörigen sinnvoll kanalisiert und zur Öffnung eines Heimes genutzt werden kann.

Mitgestaltungsmöglichkeiten wurden bereits in Kapitel II.2.2.1 erörtert. Brücke nach draußen sein kann auch sozialpolitisches Engagement zum Wohle eines Heimes und seiner Bewohner bedeuten.

3.3 Die Mitarbeiter

Die sozialpolitischen und tarifrechtlichen Probleme von Heimmitarbeitern sind sicher nicht das Zentralthema einer sozialtherapeutischen Arbeit mit an Morbus Alzheimer erkrankten Heimbewohnern. Und doch spielen Arbeitszufriedenheit, Motivation und der als Mitarbeiter zu gewinnende Personenkreis eine nicht unerhebliche Rolle für den Therapieerfolg. Darum sollen hier Fragen zu Berufsbild, Pflegenotstand und Tarif wenigstens kurz angesprochen werden.

3.3.1 Verbesserung des Berufsbildes Pflegender in der Öffentlichkeit

Im Fachorgan des Deutschen Berufsverbandes für Altenpflege ist zu diesem Thema zu lesen:

»Der soziale Status von Pflegeberufen ist relativ gering. Altenpfleger/innen arbeiten mit einer Randgruppe, mit Menschen, die den Werten unserer Gesellschaft diametral entgegenstehen. Ihre Klienten sind eben keine jungen, gesunden, konsumfreudigen Erfolgsmenschen, sondern alte, aus dem Produktionsprozeß ausgeschiedene [...]. Altenpfleger/innen [...] sind mit Lebensrealitäten konfrontiert, die durch die Erfahrung der Endlichkeit unser materielles Streben, unsere Haben-Kultur (Erich Fromm) und damit auch einen Großteil unserer gesamten Lebensphilosophie in Frage stellen. Dies erzeugt letztlich Angst. [...] Aus der Angst erfolgt eine Verdrängung der ängstigenden Realitäten, eine Verdrängung des Alterns, eine Verdrängung des Sterbens, und dieser Abwehrmechanismus erfaßt auch die in dem Bereich professionell Tätigen.« (Info, 1992)

Wenn diese Analyse stimmt – woran aufgrund praktischer Berufserfahrungen keine Zweifel bestehen –, betrifft das geringe öffentliche Ansehen nicht nur die Berufsgruppe der Altenpfleger/innen, sondern alle Berufsgruppen, die ständig in der stationären Altenhilfe tätig sind. Also kann nur eine konzentrierte Aktion aller im Altenheim Tätigen zusammen mit den Angehörigen in der Öffentlichkeit den Wert des Zusammenlebens mit alten Menschen einladend deutlich machen. Eine darüber hinausgehende Bewußtseinsveränderung in der ethischen Grundhaltung einer Gesellschaft herbeizuführen kann nicht Spezialauftrag der Altenhilfe sein.

*3.3.2 Versachlichung der tatsächlichen Probleme um den Notstand
in Altenpflegeeinrichtungen*

Medienwirksame Horrorschlagzeilen über Pflegenotstand und gefährliche Pflege in Altenheimen helfen keinem. Versachlichung tut not. Die wichtigsten der hier relevanten Probleme sind:

a) Mangel an Fachpersonal wegen schlechter Ausbildungsbedingungen, familienfeindlicher Arbeitszeiten, mangelnder Aufstiegschancen und unangemessener Bezahlung,

b) z.T. veraltete Bausubstanz, die dem drastisch gestiegenen Anteil Schwerpflegebedürftiger und gerontopsychiatrisch Veränderter nicht mehr gerecht wird,

c) weitgehende Verweigerung der Kostenübernahme für Rehabilitationsmaßnahmen bei Pflegebedürftigen seitens der Sozialversicherungsträger,

d) zu knappe Personalschlüssel, die zu Überforderungen bei Personal und Bewohnern führen und nahezu keinen Raum für Fortbildung lassen.

Die genannten Punkte sind im wesentlichen in der Fachliteratur und auch bei den politischen Parteien unstrittig. Eindeutige sozialpolitische Schwerpunktsetzung könnte die genannten Mangelerscheinungen wirksam beheben.

3.3.3 Tarifrechtliche Konsequenzen

Der zweite Landesaltenplan NRW formuliert die wesentlichen tarifrechtlichen Konsequenzen:

a) Verbesserung der Ausbildungsbedingungen, Zahlung von Schulgeld und Ausbildungsvergütung,

b) Verbesserung der Vergütung,

c) familienfreundlichere Gestaltung der Arbeitszeiten (MAGS, 1991, S. 104 f.).

Gesunde Beziehungen zu Verwirrten kann auf Dauer nur der Mitarbeiter aufbauen, der mit seiner beruflichen Anerkennung, Entlohnung und seinen Arbeitsbedingungen zufrieden ist.

3.4 Nicht demente Mitbewohner

Legt man den in Kapitel V.3.1.1 beschriebenen Ansatz eines stadtteilbezogenen Aktivitätszentrums zugrunde, so würde sich der Kreis der nicht dementen Mitbewohner eines Alzheimer-Kranken um die in der Nähe des Zentrums Wohnenden und die zeitweise für eine Kurzzeitpflege in Frage Kommenden erweitern.

*3.4.1 Städte- und Stadtteilplanung als Förderung
des Zuasammenlebens der Generationen*

Im Interesse des Alzheimer-Kranken möchte man nicht nur ein Aktivitätszentrum wünschen, das der ältere Mensch schon sehr frühzeitig kennengelernt hat, bevor er dort für eine Kurzzeitpflege oder auf Dauer stationär versorgt wird (siehe Kap. V.3.1.1). Wünschenswert wäre auch, daß es so viele solcher Zentren in einem Gemeinwesen gäbe, daß sie stadtteilorientiert ausgerichtet sein könnten: Dort, wo jemand alt geworden ist, darf er auch im Pflegefall bleiben. Gerade weil die Umgebung und vertraute Gesichter bei schwindender Orientierungs- und Lernfähigkeit für den Alzheimer-Kranken so wichtig werden als Lebenshilfe, möchte man sich eine Städte- und Stadtteilplanung wünschen, die darauf Rücksicht nimmt. Kleine, offene, stadtteilorientierte Pflegeeinrichtungen würden auch die Begegnung der Generationen fördern. Man denke hierbei an Alte und Verwirrte, die in Begleitung in ihrem bisherigen Wohnumfeld Geschäfte und den Friseur besuchen, ins Café gehen und zum Hausarzt. Und wir sehen, daß psychologische Schwellen, in ein Aktivitätszentrum und Café zu gehen, für jüngere Generationen wesentlich niedriger sein dürften als in ein 100-, 200- oder 300-Pflegebetten-Haus.

3.4.2 Architektonische Voraussetzungen für Kommunikation und Rückzug

Architektur und Alter ist ein weites Themenfeld. Nur ein Aspekt daraus soll hier im Zusammenhang gemeinwesenorientierten sozialtherapeutischen Bemühens um Begegnung zwischen Dementen und Nicht-Dementen erwähnt werden: Jede freiwillige, ungezwungene Begegnung lebt von der Möglichkeit des Rückzugs ins Private. Der Umgang mit Verwirrten kann sehr anstrengend werden, zumal, wenn man selbst alt und behindert ist. Aber auch umgekehrt kann ein Dementer die Begegnung mit anderen als belastend empfinden. Beiden muß unproblematisch der Rückzug möglich sein. Die Architektur ist also gefragt, Öffentlichkeitsbereiche, geschützte Kommunikationsnischen und Privatbereiche so miteinander zu verbinden, daß alle sich behindertengerecht bewegen, frei begegnen und orientiert ins Private zurückziehen können. Auch ist ausreichender Raum für den Rückzug mit besuchenden Familienangehörigen und Fremden nötig. Hierzu müssen öffentliche Hände bei der Erarbeitung von noch bezuschussungsfähigen Quadratmeter-Höchstgrenzen für Wohn- und Nutzflächen im Pflegeheim ihre Orientierung an Krankenhausverhältnissen aufgeben.

VI Zusammenfassende Schlußbetrachtungen und Ausblick auf ungelöste Problemstellungen

Die Alzheimer-Krankheit ist ein organisches Psychosyndrom mit histopathologischen und biochemischen Veränderungen im Gehirn, deren Ursachen, Diagnose- und Behandlungsmöglichkeiten heute bei weitem noch nicht zufriedenstellend geklärt sind. Die Symptomatik dieser Krankheit: Denk-, Sprach-, Orientierungs- und motorische Koordinationsstörungen, führt zu drastischen Persönlichkeitsveränderungen, Veränderung aller sozialen Bezüge, stetiger Abnahme der Selbstbestimmungsmöglichkeiten bis hin zum Tod.

In Ermangelung wirksamer medizinischer Interventionsmöglichkeiten kommt der sozialtherapeutischen Arbeit als direkter Krankentherapie, Umfeld- und Öffentlichkeitsarbeit die entscheidende Bedeutung zu. Dabei ist sozialtherapeutisches Handeln nachweislich effektiv, wenn es ganzheitlich am Kranken, seinen Angehörigen, seinen Betreuenden und Pflegenden sowie an seiner unmittelbaren Nachbarschaft und Wohnumgebung gestaltend wirkt. *Die Strukturierung des Tagesablaufs unter Beachtung der persönlichen Sozialanamnese und medizinischen Diagnosen bei Einbeziehung aller noch möglichen sozialen Kontakte ist die entscheidende Therapieachse.*

Da die meisten der Alzheimer-Kranken – zumindest im fortgeschrittenen Stadium – in Heimen leben, hat sozialtherapeutische Arbeit auch den wesentlichen Auftrag, einen Bewußtseinswandel bei Pflegenden der stationären Altenhilfe vom Bild der Versorgungspflege hin zur Praxis der Beziehungspflege und Milieutherapie herbeizuführen, bauliche Voraussetzungen zu bedenken, eine Strategie der sozialen Öffnung von Heimen zu entwickeln. Letztlich gilt es die Form des Altenheims als Ghetto völlig zu überwinden. An der Verwirklichung dieses Zieles müssen alle Berufsgruppen in einem Heim mitwirken und sind so an sozialtherapeutischer Arbeit gemeinsam beteiligt.

Auf dem Wege zur menschenwürdigen Versorgung und Begleitung von Alzheimer-Kranken bleibt nicht nur medizinisch noch viel zu tun. Auch in der Sozialtherapie als Einzel-, Gruppen- oder Gemeinwesenarbeit ist noch vieles dringend zu entwickeln; einiges sei hier stellvertretend genannt:

a) In der Einzelfalltherapie am Kranken brauchen wir noch differenziertere Methoden zur Kommunikation mit hochgradig Dementen.
b) Für wesentlich mehr Ärzte ist eine Qualifikation in Geriatrie und Gerontopsychiatrie zu fordern, damit Diagnosen und Therapieverordnungen differenzierter gestellt werden angesichts einer steigenden Zahl dementiell Erkrankter.
c) Sozialversicherungsrechtlich müssen künftig Rehabilitation und Prophylaxe gleichwertig neben der Pflege finanziert und entwickelt werden.
d) Die stationäre Altenhilfe braucht koordinierte und systematisierte Fortbildung, damit der notwendige Bewußtseinswandel von der Versorgungspflege zur Milieutherapie mit strukturiertem Tagesablauf für Demente vollzogen werden kann.
e) Geriatrisch qualifizierte Supervisoren für die Mitarbeiterpflege sollten ausgebildet, finanziert und in den Altenpflegeheimen angestellt werden, damit Professionelle in der stationären Altenhilfe die psychischen Belastungen und fachlichen Anforderungen bewältigen können, die mit ständig steigenden Zahlen dementer Heimbewohner verbunden sind.
f) Sozialpolitisch ist zu erwirken, daß herkömmliche Pflegeheime abgelöst werden durch offene Therapie- und Aktivitätszentren, die stadtteilnah ein differenziertes Angebot der Tages-, Kurzzeit- und Dauerbetreuung machen und zugleich auch für rüstige Menschen der Nachbarschaft attraktiv sind.
g) Helfende Berufe im Umfeld der Dementen-Betreuung benötigen dringend die angemessene ideelle und materielle Anerkennung durch die Gesellschaft, damit junge, intelligente und kreative Menschen sich pflegerisch und sozialtherapeutisch für den Dienst an Dementen ausbilden lassen.
h) Für Alzheimer-Kranke wie für alle Alten und Behinderten ist ein neues gesellschaftliches Umfeld und Bewußtsein wichtig, das den Wert eines Menschen nicht an Produktivität und Nützlichkeit orientiert.

Dies führt wieder zur einleitend gestellten ethischen Frage von Psalm 8: »Was ist der Mensch?«

Die Begegnung mit dem Alzheimer-Kranken mag uns wohlstandsorientierte und an die Kraft der eigenen Vernunft glaubende Menschen lehren, daß Menschsein auch noch etwas anderes und mehr sein muß als Leistung, Reichtum, Verstand und Gesundheit, so wertvoll diese Güter auch sind. Die Fähigkeiten eines völlig dementen Alzheimer-Patienten, zu fühlen, zu lieben und zu kommunizieren, widerlegen eindeutig die mögliche Vermutung, mit dem Verlust des Verstandes habe ein Mensch auch sein Menschsein verloren. Eine Verkehrung von Descartes' berühmtem Ausspruch: »Ich denke, also bin ich« in »Wer nicht denkt, der ist nicht« ist nicht zulässig!

Jean Paul sieht ein allerletztes Paradies für den Menschen, aus dem er nicht vertrieben werden kann, in seinen Erinnerungen. Aber auch aus diesem Paradies wird der Alzheimer-Kranke vertrieben.

Was ist der Mensch also, wenn er seinen Verstand verloren hat und damit gleichzeitig sein Denk- und Sprachvermögen, seine Erinnerungen, das Identitätsbewußtsein?

Derselbe Psalm, der die wichtige Frage nach dem Menschen staunend im Gebet vor Gott stellt, gibt auch eine sehr schlichte Antwort: »Du, Gott, denkst an ihn und nimmst ihn an.« Ob Krankheiten wie Morbus Alzheimer uns lehren können, daß wir Menschen nicht die Herren der Welt und unseres Lebens sind? Christen glauben Gott, daß *er allein* menschliche Identität definieren und garantieren kann, mit Jesus Christus den Tod und alle den Menschen zerstörenden Mächte besiegt hat und daß seine Aussage: »Siehe, ich mache alles neu!« (Die Bibel, 1985, Offenbarung 21, Vers 5) für jeden Menschen verbindlich gilt.

Anhang A

Auszug aus einem Beurteilungsprotokoll für Alzheimer-Demente
Mündliche Äußerung

Allgemeine Beurteilung der Unterhaltung (oberflächlich, unzusammenhängend usw.): _____

Beginnt von selbst: _____ Nur Antworten: _____

Kann nicht einen vollständigen Gedankengang ausdrücken: _____

Verliert den Faden: _____

Benutzt einzelne Wörter: _____ Vollständige Sätze: _____

Umschreibung: _____ Paraphasie: _____ Echolalie: _____

Bitten Sie den Kranken zu benennen: Bleistift: _____

Uhr: _____

Stuhl: _____

Bitten Sie den Kranken, Teile zu benennen: Bleistiftmine: _____

Uhrzeiger: _____

Stuhlbein: _____

Sprachverständnis

Bitten Sie den Kranken: «Schließen Sie die Augen und berühren Sie ihr linkes Ohr»: _____

Bitten Sie den Kranken, die folgenden Anweisungen zu lesen und zu befolgen «Öffnen Sie ihren Mund»: _____

«Schließen Sie ihre Augen und berühren Sie ihr linkes Ohr»: _____

Wahrnehmung und motorische Funktion

Grobmotorik: _____ Rhythmus: _____

Gleichgewicht: _____ Gehen: _____ Stehen: _____ Sitzen: _____

Richtungsempfindung: Stößt der Kranke an Hindernisse? _____

Feinmotorik (Bleistift aufrecht hinstellen): _____

Koordination Auge-Hand-Koordination (Skizze ◊): _____

Finger-Nase-Versuch: _____

Bimanuelle Koordination _____

«Setzen Sie die Kappe auf den Kugelschreiber»: _____

«Drehen Sie die Mutter auf die Schraube»: _____

Zusätzliche Beobachtungen

_____

_____

_____

Kognitive Funktionen
Beurteilung und Einsicht

Inwieweit nimmt der Kranke seine Möglichkeiten und Grenzen wahr?

Offenkundige Grenzen vom Kranken geleugnet? _____

Fragen Sie: «Was würden Sie tun, wenn es im Haus brennt?»
_____

«Wenn Sie sich auf der Strasse verlaufen würden?«
_____

«Wenn ein Fremder an die Haustür käme?»
_____

Bitten Sie ein Sprichwort zu erklären, z. B.: «Was Hänschen nicht lernt, lernt Hans nimmermehr.»
_____

Bitten Sie, Unterschiede zu nennen:
«Was unterscheidet ein Schwein von einer Katze?»
_____

«Eine Hose von einem Kleid?»
_____

«Eine Banane von einer Orange?»
_____

Orientierung

Weiß der Kranke: Datum?   Tag?   Monat?   Jahr?

Jahreszeit?   Tageszeit?   Ort?   Stadt?
_____

Gedächtnis

Langzeitgedächtnis:

Fragen Sie: Namen der Kinder: _____

Geburtsort: _____

Beruf des Vaters: _____

Anzahl der Enkel: _____

Aufmerksamkeit

Zeigen Sie bekannte Gegenstände. Welche werden sofort erinnert, nachdem sie sie weggenommen haben?

1. _____ 2. _____ 3. _____ 4. _____ 5. _____

Lernfähigkeit

Anzahl der Versuche bis zur Benennung dreier der vorgängig genannten Gegenstände: _____

Kurzzeitgedächtnis

Anzahl der vorgängig genannten Gegenstände, die fünf Minuten später noch genannt werden können: _____

Gezielte Bewegungen

Bitten Sie den Kranken, die Stellungen ihrer Hände nachzuahmen:

Einfacher Ring: _____ Doppelring: _____ Handflächen nach oben: _____

Bitten Sie den Kranken, den Gebrauch vorzumachen

Kamm: _____ Hammer: _____ Kerze: _____

Konzentration

Bitten Sie den Kranken zu zählen 10– 1:

63–50: _____

Wochentage rückwärts aufsagen: _____

Rechnen

$2 + 1 =$ _____ $4 - 2 =$ _____ $12 + 4 =$ _____ $53 + 17 =$ _____

Visuelle Aufmerksamkeit

Einen bestimmten Gegenstand in einem Bild zeigen: _____

Anhang B
Verhaltensprofil für Alzheimer-Demente und ihre Betreuer im Vergleich

Verhaltensprofil

Name: _____ Betreuer: _____

Datum: _____ Dauer der Betreuung: _____

Setzen Sie für jedes Verhalten bitte zwei Kreuze, eines für die Häufigkeit des Auftretens, das andere für das Ausmaß an Lästigkeit.

Verhaltensbereiche

	Wie oft es auftritt	Wie sehr es stört
	immer / häufig / manchmal / nie	extrem / sehr stark / mittelmäßig / ein wenig / überhaupt nicht

Orientierung

1. Erkennt seine Freunde nicht mehr
2. Erkennt die Familienangehörigen nicht mehr
3. Vergißt das Jahr
4. Vergißt den Monat
5. Vergißt den Wochentag
6. Kann den Ort (die Stadt) nicht angeben
7. Kennt selbst bekannte Orte nicht mehr
8. Verirrt sich in der Nachbarschaft
9. Verfährt sich mit dem Wagen
10. Verirrt sich zuhause
11. Ist nachts stärker verwirrt
12. Ist bei Ortswechsel verwirrt
13. Verirrt sich

Verhaltensbereiche

Wie oft es auftritt				Wie sehr es stört				
immer	häufig	manchmal	nie	extrem	sehr stark	mittelmäßig	ein wenig	überhaupt nicht

Gedächtnis

14. Vergißt/verlegt kleine Gegenstände
15. Vergißt/verlegt wertvolle Gegenstände
16. Vergißt, Rechnungen zu bezahlen
17. Vergißt, zu essen
18. Kann sich an Gelesenes nicht mehr erinnern
19. Vergißt, Geräte auszuschalten
20. Vergißt, worüber gesprochen wird
21. Kann dem Fernsehen nicht mehr folgen
22. Vergißt, zu baden
23. Vergißt bedeutende Tagesereignisse
24. Vergißt bedeutsame Wochenereignisse
25. Vergißt bedeutende Ereignisse der Vergangenheit

Sprache

26. Kann kein Gespräch mehr beginnen
27. Versteht nicht mehr, was andere sagen
28. Kann Fragen nicht mehr beantworten
29. Findet nicht die richtigen Worte
30. Spricht in Phrasen
31. Geht Fragen aus dem Wege
32. Kann seine Bedürfnisse nicht mehr ausdrücken
33. Sagt immer wieder das gleiche
34. Seine Worte machen wenig Sinn

Verhaltensbereiche

	Wie oft es auftritt				Wie sehr es stört				
	immer	häufig	manchmal	nie	extrem	sehr stark	mittelmäßig	ein wenig	überhaupt nicht

Beweglichkeit/Motorik
35. Läuft mit kurzen, schlürfenden Schritten
36. Läuft langsamer
37. Wird beim Laufen leicht müde
38. Kann nicht mehr alleine vom Stuhl aufstehen
39. Kann Treppen nicht mehr steigen
40. Kann das Besteck nicht mehr benutzen
41. Kann seinen Namen nicht mehr schreiben
42. Arme und Beine sind unsicher

Verhaltensprobleme
43. Schläft schlecht
44. Beherrscht den Toilettengang nicht
45. Spricht viel über die Vergangenheit
46. Verleugnet Probleme
47. Wird leicht erregt
48. Wird gewalttätig
49. Verliert die Kritikfähigkeit
50. Nimmt die Medikamente nicht richtig ein
51. Fährt unsicher
52. Ist abhängig, will das Haus nicht verlassen
53. Ist sehr nervös und unruhig
54. Läuft ständig herum
55. Ist sehr mißtrauisch, fühlt sich hintergangen
56. Leidet unter Verfolgungswahn

Verhaltensbereiche

	Wie oft es auftritt				Wie sehr es stört				
	immer	häufig	manchmal	nie	extrem	sehr stark	mittelmäßig	ein wenig	überhaupt nicht

57. Hat Halluzinationen
58. Zeigt unangemessenes sexuelles Verhalten

Andere Verhaltensweisen:
59.
60.
61.
62.
63.

(Gruetzner, 1992, S. 286ff.)

Glossar medizinischer Fachausdrücke

Agnosie: Nichterkennen, Störung des Erkennens trotz ungestörter Funktion der Sinnesorgane.
Amygdala (Mandelkern): Hirnareal, das für die Steuerung von Erleben und Gefühlen zuständig ist.
Anämie: Verminderung der roten Blutkörperchen.
Angiopathie: Gefäßerkrankung.
   kongophile Angiopathie: Erkrankung von Hirnblutgefäßen durch Ablagerung des Eiweißstoffes Amyloid, das sich durch den Farbstoff Kongorot nachweisen läßt.
Apathie: Dauerhafte oder vorrübergehende Teilnahmslosigkeit gegenüber äußeren Eindrücken.
Agnosie:
Apraxie: Unfähigkeit zu zweckmäßiger Bewegung.
Autoimmunantikörper: Gegen körpereigene Antigene (Eiweißstoffe) gerichtete Antikörper, die das Immunsystem zerstören.
Autopsie: Leichenöffnung zur Feststellung der Todesursache.
Biopsie: Entnahme von Gewebe am Lebenden z.B. durch Punktation.
Demenz: Geistiger Verfall, erworbene Verblödung.
   primäre, degenerative, irreversible Demenz: Geistiger Verfall, der durch massiven Untergang von Gehirnzellen verursacht wird und unumkehrbar verläuft.
   sekundäre Demenz: Geistige Verfallserscheinungen, die durch körperliche Krankheitsbilder hervorgerufen werden und in der Regel durch Therapie dieser körperlichen Krankheiten beherrschbar sind.
   Demenz vom vaskulären Typ oder *Multi-Infarkt-Demenz:* Geistiger Verfall, dessen Ursache eine Vielzahl an verschiedenen Orten des Gehirns aufgetretener Infarkte ist.
Delir: Psychiatrisches Krankheitsbild einer akuten Bewußtseinseintrübung, die heilbar ist, einhergehend mit Erinnerungslücken, Desorientierung, Verwirrtheit, illosionärer Verkennung, ängstlich-unruhiger Grundstimmung und schwerster körperlicher Begleitsymptome wie Zittern und Fieber.
Depression: Psychiatrisches Krankheitsbild mit trauriger Verstimmung, kann auftreten als
   agitierte Depression: Körperliche Erregung und Unruhe bei gleichzeitiger trauriger Verstimmung,
   lavierte Depression: Versteckte traurige Verstimmung mit organischen Krankheitssymptomen,
   organische Depression: Durch Hirnveränderungen bedingte traurige Verstimmung,

reaktive oder psychogene Depression: Durch äußere Belastung ausgelöste traurige Verstimmung,

endogene Drepression: Nicht durch äußere Einflüsse, sondern anlagenmäßig vererbte Neigung zur traurigen Verstimmung.

extrapyramidale Symptome: Störungen des Bewegungsablaufes, die nicht spastisch bedingt sind.

granulovacuoläre Degeneration: Im Zellplasma von Nervenzellen können sich flüssigkeitsgefüllte Hohlräume bilden, in deren Mitte dichtes körniges Material von kristalliner Struktur zu finden ist, die zum Untergang oder zur Fehlfunktion der Zelle führen.

helixartig verdrillte Bündel: Eiweißgebilde, die spiralförmig ineinander gewunden sind.

Hippocampus: Hirnareal, in dem Kurzzeit- und Langzeitgedächtnis gesteuert werden.

Hirnatrophie: Hirnschwund.

histologisch: Körpergewebe betreffend.

histopathologisch: Erkrankung von (Hirn-)Zellengewebe betreffend.

Hyperglykämie: Überzuckerung.

Hypoglykämie: Unterzuckerung.

Inkubationszeit: Zeit von der Ansteckung bis zum Ausbruch einer Krankheit.

kognitive Fähigkeiten: Fähigkeiten, über die menschlichen Sinnesorgane etwas wahrzunehmen und zuordnen zu können.

Kortex: Äußere Hirnrinde.

Lymphozyten: Weiße Blutkörperchen, von zentraler Bedeutung für das Immunsystem.

Miktionsstörung: Störung bei der Blasenentleerung.

Morbus: Krankheit.

Morbus Alzheimer: Alzheimer-Krankheit.

neuritische Plaques: Ablagerungen aus Eiweißstoffen und Resten zerstörter Nervenzellen, die sich außerhalb der Nervenzellen im Gehirn von Alzheimer-Kranken befinden.

neurofibrilläre Bündel: Spriralförmig gewundene Eiweißablagerungen innerhalb der Nervenzellen im Gehirn von Alzheimer-Kranken.

Neuroleptika: Medikamente zur Behandlung psychotischer Symptome, wie z. B. Angst, starke Erregung, Halluzinationen, Wahnbildung usw.

Neuronen: Nervenzellen.

Neurotransmitter: Chemische Überträgerstoffe, die zwischen Nervenzellen Reize auf chemischem Wege weiterleiten.

Obstipation: Stuhlverstopfung.

Pathologie: Lehre von den Krankheiten.

Psychosyndrom, organisches: Durch Hirnschädigung auftretende Störungen des Antriebs, der Stimmung, des Gedächtnisses, der Orientierung oder der Affekte.

Tranquilizer: Medikamente mit beruhigender Wirkung zur Behandlung bei Psychosen, Ängsten und Depressionen.

Literaturverzeichnis

Allard, Michael/Signoret, Jean-Louis/Stalleicken, Dirk: Alzheimer-Demenz. Mit einem Geleitwort von M. Bergener. Berlin, Heidelberg, New York 1988
Baltes, Magret M./Gutzmann, Hans: Brennpunkt Gerontopsychiatrie. Internationale Pflegekonzepte zur Langzeitbetreuung in der Altenhilfe. Hannover 1990
Bente, Dieter/Coper, Helmut/Kanowski, Siegfried (Hrsg.): Hirnorganische Psychosyndrome im Alter II. Methoden zur Objektivierung pharmakotherapeutischer Wirkungen. Berlin, Heidelberg, New York, Tokyo 1985
Beyreuther, K./Schettler, G. (Eds.): Molecular Mechanisms of Aging. Veröffentlichungen aus der Geomedizinischen Forschungsstelle der Heidelberger Akademie der Wissenschaften. Heidelberg, New York, London, Tokyo, Hongkong, Barcelona 1990
Bibel, Die: Lutherbibel Standardausgabe. Deutsche Bibelgesellschaft, Stuttgart1985
Böhlau, Volkmar (Hrsg.): Inkontinenz. 17. Bad Sodener Geriatr. Gespräch, 3. Mai 1985. Stuttgart, New York 1985
Böhm, Erwin: Verwirrt nicht die Verwirrten. Neue Ansätze geriatrischer Krankenpflege. Bonn ²1989
Boller, François et al. (Eds.): Biological Markers of Alzheimer's Disease. Berlin, Heidelberg, New York 1989
Braun, Ute/Halisch, Reinhold: Lehrbuch Altenpflege: Pflegeplanung als Arbeitsstil. Hannover 1989
Breitner, John C.S.: Clinical Genetics and Genetic Counseling in Alzheimer's Disease. In: Annals Of International Medicine, Vol.115, Nr. 8, 15.8.1991, S. 601–606
Cooper, Brian: The Epidemiologie of Primary Degenerative Dementia and Related Neurological Disorders. In: European Archives of Psychiatry and Clinical Neuroscience 240, 1991, S. 223–233
Coper, Helmut/Heimann, H./Kanowski, Siegfried/Künkel, H. (Hrsg.): Hirnorganische Psychosyndrome im Alter III. Methoden zum klinischen Wirksamkeitsnachweis von Nootropika. Berlin, Heidelberg, New York 1987
Davidson, M. et al.: Cholinergic strategies in the treatment of Alzheimer's Disease. In: Acta Psychiatr. Scand. 1991: Suppl. 366, S. 47–51
Denzler, Petra u.a. (Hrsg.): Demenz im Alter. Pathologie, Diagnostik, Therapieansätze. Weinheim, Basel 1989
Depping, Klaus: Seelsorgerliches Handeln an altersverwirrten Menschen. Eine Hilfe für die Arbeit im Einzelgespräch, im Gottesdienst und in der Gruppe. Quakenbrück 1989
Deutscher Bundestag, Referat Öffentlichkeitsarbeit (Hrsg.): Wohnen im Alter. Öffentliche Anhörung des Ausschusses für Raumordnung, Bauwesen und Städtebau des Deutschen Bundestages am 15. März 1989. (= Zur Sache 89,1) Bonn 1989

Deutscher Verein für öffentliche Fürsorge (Hrsg.): Fachlexikon der sozialen Arbeit. Frankfurt a. M. ²1986

Deutsches Zentrum für Altersfragen (DZA), Berlin, Kuratorium Deutsche Altershilfe (KDA), Köln: Heimkonzepte der Zukunft. Berlin, Köln ²1991

Dörner, Klaus/Plog, Ursula: Irren ist menschlich oder Lehrbuch der Psychiatrie, Psychotherapie. Bonn ⁶1990

Feldmann, Jeffrey I.: The Rhinologic Evacuation of Alzheimer's Disease. In: Laryngoscope 101: November 1991, S. 1198–1202

Flaten, Trond P. et al.: Mortality from dementia among gastroduodenalulce patients. In: Journal of Epidemiology and Community Health 45 (1991), S. 203–206

Flynn, Donna D. et al.: Loss of High-Affinity Agonist Binding to M1 Muscarinic Receptors in Alzheimer's Disease: Implications for the Failure of Cholinergic Replacement Therapies. In: Annals of Neurology Vol. 29, No.3, March 1991, S. 256–262

Furtmayr-Schuh, Annelies: Das große Vergessen. Die Alzheimer-Krankheit. Wissen, vorbeugen, behandeln, mit der Krankheit leben. Zürich 1991

Garms-Homolova, v./Hütter, U.: Motorische Leistungsfähigkeit und motorische Behinderungen 60- bis 90jähriger Großstadtbevölkerung. In: Zeitschrift für Gerontologie 1983/16

Geißler, Karlheinz A./Hege, Marianne: Konzepte sozialpädagogischen Handelns: ein Leitfaden für soziale Berufe. Weinheim, Basel ⁴1988

Gelman, David et al.: The Bian Killer. In: Newsweek 18.12. 1989, S. 44–50

Götte, Rose/Lackmann, Edith: Alzheimer – was tun? Eine Familie lernt mit der Krankheit zu leben. Mit einem Vorwort von Greta Wehner. Weinheim, Basel 1991

Grimme, Eva Maria (Hrsg.)/Pieroth,H./Schuschke,W./Schwarte, St.: Rechtsfragen in der Altenarbeit. Freiburg/Br. 1984

Grond, Erich: Die Pflege verwirrter Menschen. Psychisch Alterskranke und ihre Helfer im menschlichen Miteinander. Freiburg/Br. 1984

Grond, Erich: Praxis der psychischen Altenpflege. Betreuung körperlich und seelisch Kranker. Leitfaden für ausbildende Ärzte, Schwestern, Helfer, Sozialarbeiter und pflegende Angehörige. München-Gräfeling ⁶1987

Gruetzner, Howard: Alzheimersche Krankheit. Ein Ratgeber für Angehörige und Helfer. Deutsche Bearbeitung von Ralf Ihl und Lutz Fröhlich. Weinheim 1992

Haeberle, G.-F.: Die aktivierende »Station5« im städtischen Altenpflegeheim »Dortmund-Burgholz«. In: Vorgestellt 43, Betreuungskonzepte für psychisch veränderte Bewohner im Altenpflegeheim, Kuratorium Deutsche Altershilfe. Köln1988

Ham, Richard/Zandi, Taher (Eds.): New Direction in Understanding Dementia and Alzheimer's Disease. (=Advances In Experimental Medicine An Biologie Vol. 282) New York, London 1990

Handerson, Scott/Hovaguimian, Theodore/Khachaturiam, Zaven/Orley, John (Eds.): Classification an diagnosis of Alzheimer Disease. An international perspective. Toronto, Lewiston (N.Y), Bern, Stuttgart, Göttingen 1989

Hoffmann, A.: Verstehen, annehmen, zulassen – zur Betreuung psychisch veränderter Menschen im Alter. In: heim und anstalt 18 (1987), S. 229–231

Hummel, Konrad: Öffnet die Altersheime!: Gemeinwesenorientierte, ganzheitliche Sozialarbeit mit alten Menschen. Wien ³1988

Info: Fachorgan des Deutschen Berufsverbandes für Altenpflege e.V. DBVA, 18. Jahrgang, 6, Dreieich 1992

Klaasing, Gerd: Demenz und Thearapie. Dissertation Heidelberg 1987

Klessmann, Edda: Wenn Eltern Kinder werden und doch die Eltern bleiben. Die Doppelbotschaft der Alzheimerdemenz. Mit einem Beitrag von Peter Wollschläger zur stationären Betreuung von Alzheimer-Kranken. Bern, Göttingen, Toronto ²1992

Kurz, A./Bentkampf, A./Wilkening, K. u.a.: Alzheimer-Krankheit, Kommunikation zwischen Partnern, Schriftreihe der Bundesarbeitsgemeinschaft Hilfe für Behinderte e.V., Band 246, Düsseldorf 1991

Ladurner, G.: Medikamentöse Therapie – Teil eines Gesamtkonzeptes. In: Geriatrie Praxis, Journal für Altersmedizin, München, 2/1990

Lehr, U.: Zur Frage der Leistungs- und Persönlichkeitsveränderungen im höheren Lebensalter. In: Aktuelle Gerontologie 3/1973, S. 459–468

Mace, Nancy L./Rabins, Peter V.: Der 36-Stunden-Tag: Die Pflege des verwirrten älteren Menschen, speziell des Alzheimer-Kranken. Übers. u. Anh. von Michael Martin. Bern, Stuttgart, Toronto ²1988

MAGS, Ministerium für Arbeit, Gesundheit und Soziales des Landes Nordrhein-Westfalen (Hrsg.): Politik für ältere Menschen. 2. Landesplan für Nordrhein-Westfalen. Düsseldorf 1991

Mangoni, A. et al.: Effects of a MAO-B Inhibitor in the Treatment of Alzheimer Disease. In: Eur. Neurol. 31/1991, S. 100–107

Maslow, A.H.: Motivation und Persönlichkeit. Olten 1977

Miltner, W./Birbaumer, N./Gerber, W.-D.: Verhaltensmedizin. Berlin, Heidelberg, New York, Tokyo 1986

Müller, C. W.: Wie Helfen zum Beruf wurde, Band 1. Eine Methodengeschichte der Sozialarbeit 1883–1945. Weinheim, Basel ³1991

Müller, C. W.: Wie Helfen zum Beruf wurde, Band 2. Eine Methodengeschichte der Sozialarbeit 1945–1985. Weinheim, Basel ²1992

Pouplard-Barthelaix, Annick/Emile, Jean/Christen, Yves (Eds.): Immunology an Alzheimer's Disease. Berlin, Heidelberg, New York 1988

Presse- und Informationsamt der Bundesregierung: Sozialpolitische Umschau, Nr. 228, Bonn, 25. Mai 1992

Reisberg, B./Ferris, S.H./de Leon, M.J. et al.: The global deterioration scale for assessment of primary degenerative dementia. Am: Psychiatry 139, 1982, S. 1136–1139

Reisberg, B.: Hirnleistungsstörungen: Alzheimersche Krankheit und Demenz. Aus dem Amerikanischen übersetzt von Gerhard Tinger. Weinheim, München ²1987

Schmidbauer, Wolfgang: Die hilflosen Helfer. Über die seelische Problematik der helfenden Berufe. Reinbek bei Hamburg 1977

Sevush, Steven: Improved Verbal Learning After Outpatient Oral Physostigmine Therapy in Patients with Dementia of the Alzheimer Type. In: Clin. Psychiatrie 52, 7. Juli 1991, S. 300–303

Sinet, Pierre M./Lamour, Yvon/Christen, Yves (Eds.): Genetics and Alzheimer's Disease. Berlin, Heidelberg, New York 1988

Sozialministerium, Das: Altersrentner in Dänemark, Hauptzüge der dänischen Altenpolitik und Altenfürsorge. Kopenhagen 1990

Tews, Hans Peter: Soziologie des Alterns. Heidelberg ³1979

Voss, Helmut: Motivation und Organisation im Altenheim. Theorie und Praxis individueller Altenpflege. Hannover 1990

Wächtler, C.: Psycho- und Sozialtherapie der Alzheimerschen Krankheit. In: Geriatrie Praxis, Journal für Altersmedizin, München, 1990, S. 81–84

Weitbrecht, W.-U. (Hrsg.): Dementielle Erkrankungen: Diagnose, Differentialdiagnose u. Therapie. Berlin, Heidelberg, New York 1988

Wittenstätter, Kurt: Soziologie für die Altenarbeit. Freiburg/Br. ^{5}1987

Wittrahm, Andreas: Orientierung zur ganzheitlichen Altenpflege. Anthropologie – Ethik – Religion (= Lehr- und Arbeitsbücher Altenpflege – Deutsches Rotes Kreuz). Bonn ^{2}1989

Yoshioka, Katsuji et al.: The 717Val Ile Substitution in Amyloid Precursor Protein is associated with familial Alzheimer's Disease regardness and ethnic groups. In: Biochemical and Biophysical Research Communications Vol. 179, Nr.3, Osaka 1991, S. 1141–1146

Zandi, Taher/Ham, P.-J. (Eds.): New Directions in Understanding Dementia and Alzheimer's Disease. New York 1990

Zgola, Jitka M.: Etwas tun! Die Arbeit mit Alzheimer-Kranken und anderen chronisch Verwirrten. Bern, Stuttgart, Toronto 1989

EDITION SOZIAL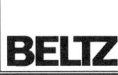

Rose Götte / Edith Lackmann
Alzheimer – was tun?
Eine Familie lernt, mit der Krankheit zu leben.
Mit einem Vorwort von Greta Wehner.
140 Seiten. 55 Fotografien. Broschiert.
ISBN 3-407-55745-0

»Heilen, das wußten wir, ist nach dem heutigen Stand der Forschung nicht möglich. Aber helfen, lindern, beistehen, die Krankheit erträglich machen für sie und für uns, das mußte doch zu machen sein!« Weil die Suche nach Ratschlägen für die Betreuung ihrer an der Alzheimer'schen Demenz erkramkten Mutter wenig ergiebig war, entwickelte die Autorin gemeinsam mit ihrer Familie eigene Konzepte für den Umgang mit der Pflegebedürftigen mit dem Ziel, Unruhe, Angst und Depression der Kranken zu mindern und sie so weit wie möglich in das Leben der Familie einzubeziehen. Die dabei gewonnen Erfahrungen werden für Familien und Pflegekräfte anregend und hilfreich sein.
Der Band enthält einen Überblick über die Institutionen und die Hilfsmöglichkeiten, die es in der Bundesrepublik für Familien gibt, die einen Patienten mit der Alzheimer'schen Krankheit betreuen.

»Rose Götte hat ihre Alzheimerkranke Mutter gepflegt. Zusammen mit ihrer Familie hat sie Konzepte entwickelt, um Unruhe, Angst und Depression bei der Kranken zu mildern. Die vielen Fotos von Edith Lackmann zeigen, wie die Patientin in das alltägliche Leben der Familie einbezogen wird. Ein beeindruckendes Buch und ein praktischer Ratgeber.« *Ärzte-Zeitung*

»Das Buch richtet sich vor allem an Familienangehörige, die PatientInnen mit Alzheimer zu Hause betreuen (es finden sich auch Hinweise, wo und wie private Hilfen gefunden werden können), aber auch an Fachkräfte in Alten- und Pflegeheimen, Sozialstationen und in der Gerontopsychiatrie. Ein Anliegen der Autorinnen ist es, mit ihrer Dokumentation auch die Frage der Beschäftigungstherapie in Alten- und Pflegeheimen wieder stärker ins Blickfeld des öffentlichen Interesses zu rücken.«
Krankenpflege

Beltz Verlag · Postfach 10 01 54 · 69441 Weinheim

Demenz

Mit diesem Buch informieren die Autoren über Wesen, Entstehung, Erkennung, Verlauf und Therapie der Alzheimer Krankheit und der anderen Formen der Demenz. Der Band macht nicht nur Fachleuten die neueren Erkenntnisse medizinischer, psychologischer und biologischer Forschung zugänglich, sondern will auch Angehörigen von Betroffenen ein vertieftes Verständnis für diese immer häufiger auftretenden Alterskrankheiten vermitteln.

1989. 178 Seiten.
Broschiert.
ISBN 3-407-86110-9

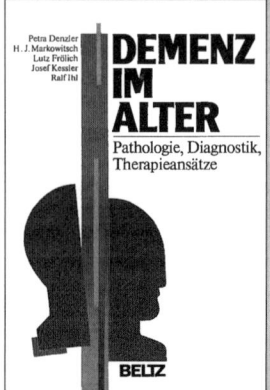

Petra Denzler, H. J. Markowitsch, Lutz Frölich, Josef Kessler, Ralf Ihl
DEMENZ IM ALTER
Pathologie, Diagnostik, Therapieansätze
BELTZ

Howard Gruetzner
Alzheimersche Krankheit
Ein Ratgeber für Angehörige und Helfer

Mit einem Vorwort von Eleonore v. Rotenhan, 1. Vorsitzende der Deutschen Alzheimer Gesellschaft

Deutsche Bearbeitung: Ralf Ihl und Lutz Frölich

Psychologie Verlags Union

Dieser praktische, gut verständliche Leitfaden wendet sich an professionelle Helfer und an Angehörige, die mit der Betreuung von Menschen mit Alzheimer Krankheit befaßt sind. Einfühlsam und differenziert werden alle Aspekte der Krankheit, die Möglichkeiten der Behandlung und Pflege dargestellt. Eine ausführliche Adressenliste von Selbsthilfegruppen, Alzheimergesellschaften und anderen Institutionen rundet diesen hilfreichen Ratgeber ab.

1992. 360 Seiten.
Broschiert.
ISBN 3-621-27129-5

Barry Reisberg, ein international renommierter Experte für die Alzheimer Krankheit, informiert umfassend und präzise über den Stand der Forschung auf dem Gebiet der Hirnleistungsstörungen, die unterschiedlichen Ursachen und Formen der Demenz und Möglichkeiten der Behandlung. Ein Buch für Ärzte, Psychologen, Mitarbeiter geriatrischer Beratungsstellen und medizinisch interessierte Laien.

2., korrigierte Auflage
1987. 236 Seiten.
Broschiert.
ISBN 3-621-86106-0

Barry Reisberg
Hirnleistungsstörungen:
Alzheimersche Krankheit und Demenz

Psychologie Verlags Union

Buijssen
Senile Demenz
Eine praktische Anleitung für den Umgang mit Alzheimer-Patienten

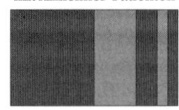

BELTZ
Psychologie Verlags Union

Mit einer dementen Person zu leben und sie zu pflegen ist oft nicht leicht. Ihr Verhalten ist für die Menschen in ihrer Umgebung rätselhaft, vor allem weil ihr die Veränderungen gegenüber früher nicht anzusehen sind. Für das bessere Verständnis dieser Verhaltensweisen ist es notwendig, die Mechanismen zu kennen, die für die Verhaltensänderungen verantwortlich sind: das Kurzzeitgedächtnis und der Gedächtnisabbau. Anhand von zahlreichen Beispielen werden die Alltagsprobleme dementer Menschen beschrieben, und es wird deutlich, was getan werden kann, um ihre Situation etwas zu verbessern.

1993. Ca. 196 Seiten.
Broschiert.
ISBN 3-621-27181-3

BELTZ
PsychologieVerlagsUnion